ダイエット中でも、糖尿病でも、
こんな料理も食べられる！

2　Prologue

6　低糖質なのに大満足できるコツ

12　この本の使い方

Part **1**

> 低糖質なのに、
> 激安！激ウマ！

卵・豆腐・野菜の
超ズボラ＆
節約BESTレシピ

人気の卵レシピ

14　もやしと卵のとろたまチーズとじ

16　ツナ缶と小松菜の卵炒め

17　ベーコンとほうれん草のバター卵炒め

18　卵とえのきの簡単中華炒め

19　高野豆腐のとろとろチーズ卵とじ

20　半熟卵のカレーチーズグラタン

22　ブロッコリーと卵のマヨチーズサラダ

23　厚揚げのトロトロ卵とじ

24　ゴロッと玉ねぎのオープンオムレツ

25　ふわふわ卵スープ

人気の豆腐レシピ

26　高野豆腐のＢＬＴサンド

28　豆腐のしょうがステーキ

29　おつまみ和風チーズ豆腐

30　豆腐チャーハン

32　高野豆腐の豚バラチーズ巻き

33　豆腐のいそべ焼き

34　あったかスープ風肉豆腐

35　やせるグラタン

36　豆腐とわかめのダイエットサラダ

37　にらだく豆腐

人気のもやしレシピ

38　ラーメン屋で食べたピリ辛もやしナムル

39　もやしの冷やし中華風

40　ツナ缶ともやしのごまマヨ和え

41　もやしのピカタ／
　　もやしとひき肉のしょうが炒め

人気のきのこレシピ

42　しいたけガリマヨみそ焼き

43　エリンギのうま煮

44　にらとしめじのピリ辛和え

45　ささみとまいたけのバターポン酢炒め／
　　えのきチーズのカリカリせんべい

人気のキャベツレシピ

46　キャベツとツナ缶のお好み焼き風

47　ベーコンとキャベツの簡単キッシュ

48　鶏もも肉とキャベツみそマヨガーリック

49　ツナ缶で無限キャベツ／
　　厚揚げとキャベツの旨みそ炒め

人気のにらレシピ

50　にらの豚バラ巻き

51　豚にら玉

52　にら玉スープ

53　にらともやしのごまナムル／
　　にらのにんにく漬け

COLUMN

こんな料理も食べられる！
都道府県の名物レシピ

54　石狩鍋風

56　名古屋名物手羽先

57　浪花の肉吸い風

58　さば缶の簡単冷や汁

59　さっぱりゴーヤチャンプル

60　誰でも作れる！ 簡単調理のポイント①

Part 2

低糖質なのに、コッテリ&ガッツリ！

簡単&激ウマ肉レシピ

低糖質なのに、コッテリ！

62 ガリバタ豚バラキャベツ
64 鶏むね肉の甘酢マヨ
66 牛肉とチンゲン菜の
　　オイスターソース炒め
68 コンソメカツレツ
70 豚バラのスタミナ丼風
71 激うまラザニア
72 豚ヒレ肉のチリソース
73 やみつきバーベキューチキン

低糖質なのに、ガッツリ！

74 チキンのガーリックトマト煮
76 ドリア風グラタン
78 牛肉とごぼうのすき焼き風
80 ささみのチーズスティックフライ
82 豚しゃぶのダイエットサラダ
83 鶏もも肉とまいたけのクリーム煮
84 手羽元の香味ソースがけ
85 厚揚げの豚バラ巻き

COLUMN

今夜の晩酌に！
5分でできる
おつまみレシピ

86 生ハムユッケ
88 レタスのスピードサラダ
89 とろとろチーズ豆腐
90 ツナ缶とえのきの小鉢
91 しらすと青じそのさっぱり和え
92 誰でも作れる！ 簡単調理のポイント②

Part 3

低糖質で、おしゃれ&ヘルシー！

魚介系ロカボレシピ

低糖質でヘルシー！
魚缶レシピ

94 さば缶のキャベツ蒸し
96 さば缶大根
97 さば缶の南蛮酢漬け
98 ツナとアボカドのわさび和え
99 ツナ缶で無限ブロッコリー

低糖質でヘルシー！
シーフードミックスレシピ

100 にらとシーフードのお好み焼き風
102 アスパラレモン炒め
103 カリフラワーのシーフードサラダ

COLUMN

オートミールで
低糖質朝ごはん

104 オートミールチャーハン
106 オートミールのトマトチーズリゾット風
107 さば缶のオートミールリゾット

108 さくいん

低糖質なのに
大満足できるコツ

低糖質のおかずはイマイチ物足りなく、満足できないと思っていませんか？
本書では、低糖質なのに、どれも抜群においしく満足感の高いメニューばかり。
糖質オフのポイントとその秘密を見ていきましょう。

そもそも糖質オフってなに？

糖質の多い主食、いも、根菜、砂糖類を制限する食事法

糖質オフとは、糖質を制限する食事法のこと。糖質とは、炭水化物から食物繊維を引いたもののことで、主にごはんやパスタやうどんなどの麺、パンなどの主食や、かぼちゃやさつまいもなどのいも類、砂糖、小麦粉や片栗粉の粉類などに多く含まれます。これらの糖質をとりすぎると、血液中のブドウ糖の濃度が高くなります（高血糖）。それによって、インスリンがすい臓から分泌され、その影響により、血中に余ったブドウ糖が脂肪として蓄積されるのです。この糖質を制限する食事にすることで、血糖値の急上昇を抑えるので、肥満を防止し、糖尿病の血糖コントロールに役立ちます。

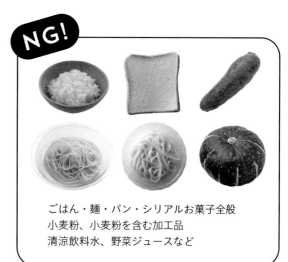

糖質オフ ＝ 糖質の多い食材を制限する食事法

NG!

ごはん・麺・パン・シリアルお菓子全般
小麦粉、小麦粉を含む加工品
清涼飲料水、野菜ジュースなど

糖質オフの仕組みって？

インスリンを分泌させず、ブドウ糖を不足させ、脂肪を分解・消費させる

糖尿病の人にも、肥満気味の人にも効果的な食事法、糖質オフ。糖質を制限することで、具体的に体内で何が起きるのかを見ていきましょう。低糖質の食事をとるようになると、血中のブドウ糖が少なくなるので、血糖値の急激な上昇を防ぎます。そうすると、すい臓からインスリンを分泌させないので、体内にブドウ糖が不足します。すなわち、エネルギー不足を招くために、体内の脂肪を分解させてエネルギー源として消費していくので、やせるというわけです。ただし、糖尿病の人は、かかりつけ医と相談しながら行うのがおすすめです。低糖質を取り入れて、健康な体を手に入れましょう。

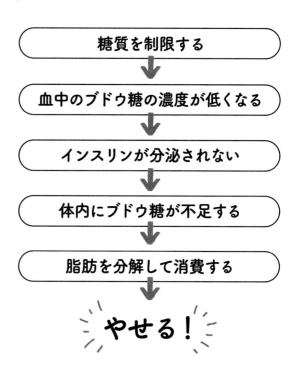

糖質を制限する
↓
血中のブドウ糖の濃度が低くなる
↓
インスリンが分泌されない
↓
体内にブドウ糖が不足する
↓
脂肪を分解して消費する
↓
やせる！

低糖質で味も量も大満足できる食材＆調味料のこと

OK! おすすめ食材

肉・魚介・卵・豆腐・チーズはオールOK！
野菜や海藻、きのこ類もたっぷり取り入れて

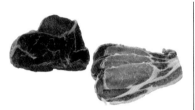

肉類

牛肉、豚肉、鶏肉、ラム肉などの肉類は、糖質はほぼゼロ。高たんぱく、低糖質なので、筋肉量を保てます。

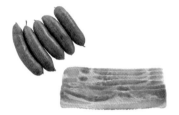

肉加工品

ハム、ベーコン、ウインナーソーセージなどの肉加工品も低糖質。手軽に使えるから、朝食などに便利。

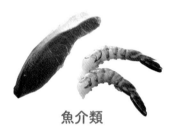

魚介類

さばやいわしなどの青魚や、鮭、鯛、えびなどの魚介類は糖質はほぼゼロ。オメガ3系脂肪酸も豊富。

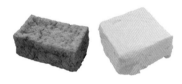

豆・大豆製品

豆腐、厚揚げ、油揚げ、豆乳、納豆などの豆・大豆製品は、低糖質のうえ、植物性たんぱく質が豊富。

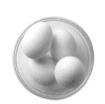

卵

ビタミンCと食物繊維以外の栄養素が全て含まれる完全栄養食品。食べるときは、野菜と一緒がベスト。

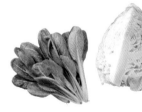

葉物野菜

いもや根菜以外のほうれん草、小松菜などの青菜、キャベツ、白菜、レタスなどの葉物野菜は低糖質。

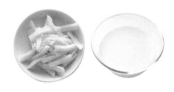

チーズ・生クリーム

高カロリーで敬遠されがちなチーズと生クリームは低糖質。カルシウムも豊富なので、取り入れたい食材。

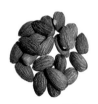

ナッツ類

アーモンドやくるみなどのナッツ類は低糖質。カルシウムやマグネシウム、食物繊維も豊富。

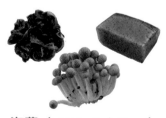

海藻・きのこ・こんにゃく

低カロリー、低糖質の海藻、きのこ、こんにゃくは、ミネラル、食物繊維が多いので積極的に摂取して。

低糖質の食生活を実現するために、おさえておきたい低糖質食材&調味料。
どんなものを食べていいのかを理解しておくと、安心して糖質オフを実現できます。
市販の調味料は糖質が高いものも多いので、糖質オフタイプのものを選びましょう。

低糖質食材&調味料

市販の糖質オフ食材&調味料を使ってどんな料理もおいしく調理！

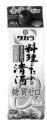

糖質ゼロの料理酒

料理酒は料理をおいしくするために欠かせない調味料。糖質が高めなので、低糖質タイプを使うのが◎。

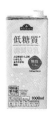

低糖質調製豆乳

少し甘みがある調製豆乳の低糖質タイプ。料理に使うのはもちろん、コーヒーや紅茶などにも牛乳代わりに。

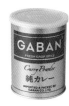

純カレー粉

カレー粉は数種類のスパイスがブレンドされていて低糖質。カレールウを使うよりもずっと低糖質。

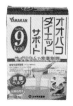

オオバコ（サイリウム）

オオバコの殻を粉末にしたサイリウムは、食物繊維が豊富なうえ、糖質ゼロ。とろみづけにおすすめ。

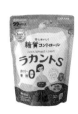

ラカントS（顆粒&液体）

羅漢果（ラカンカ）の高純度エキスとエリスリトールで作られた自然派甘味料。砂糖やみりんの代わりに。

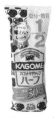

トマトケチャップ（糖質オフ）

トマトケチャップは糖質が多いので使えないという人には、糖質50〜60%オフのタイプがおすすめ。

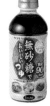

めんつゆ（糖質オフ）

煮物や炒め物の味つけに便利なめんつゆも糖質オフタイプを使うと安心。手軽に低糖質のおかず作りに。

おから粉・低糖質パン粉

小麦粉やパン粉は糖質が高め。小麦粉の代わりにおから粉を、パン粉の代わりに低糖質パン粉で糖質オフ。

糖質ゼロハム・ベーコン

糖質ゼロのハムやベーコンがあれば、手軽な低糖質おかずをいろいろ作れます。目玉焼きや炒め物などに。

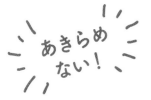

低糖質なのに食べられる おいしい料理のヒミツ4

1 動物性食品を 重ねることで コクをアップ！

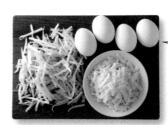

卵とチーズを重ねて ボリューム＆ コクアップ！

ひき肉とチーズで ガッツリボリューミー！

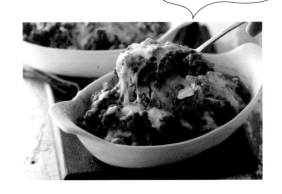

低糖質の食材を使う料理は、なんとなくもの足りなく感じるもの。ほとんどの動物性食品には、うま味成分が多く含まれています。肉や魚介類、乳製品はイノシン酸、卵はグルタミン酸が豊富。このうま味成分が重なると相乗効果でグンとおいしくなるので、動物性食品を重ねることで、旨みもボリュームもアップするというわけです。肉や魚介類は焼いたり、炒めたりするだけでもおいしいけれど、そこにチーズなどの乳製品を重ねてチーズ焼きにしたり、卵料理にチーズを加えることでえ、ボリューム＆コクがアップして大満足できる一品に仕上がります。

2 豆腐でボリュームアップ＆ ごはんの代わりにも！

厚揚げに豚バラ肉を 巻くだけで満足度大！

パラパラに 豆腐を炒めて チャーハン風！

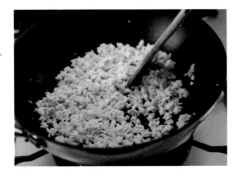

豆腐は低カロリーのうえ低糖質だから、たっぷり食べても安心な食材。チーズをのせてレンチンしたり、チャンプルーのように炒めたり、鍋料理にたっぷり加えても。また、一番のおすすめは、ごはんの代わりにすること。パラパラになるまで炒め、水分を飛ばして作ったチャーハンやドリアは、糖質制限中でも満足感を与えてくれます。厚揚げや油揚げも低糖質なうえ、コクがあるから積極的に使うのが◎。厚揚げに肉を巻いたり、油揚げにチーズをのせて焼くだけで、低糖質なのに、ボリューム＆食べ応え満点の大満足のおかずができあがります。

低糖質のおかずは、なんだかおいしくなさそうと思っていませんか?
本書で紹介する低糖質のおかずは、コクがあり、ボリューム満点!どんな工夫をするといいのでしょうか。
masaさんに教わるおいしい料理のヒミツを紹介します。

- -

3 魚缶やシーフードミックスで魚料理をもっと手軽に!

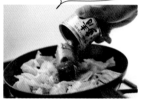

さばの水煮缶は
汁ごと加えて
栄養アップ!

シーフードミックスを
使えば手軽にできる!

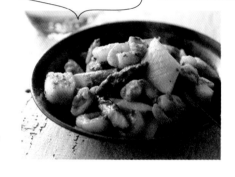

切り身魚やえび、たこなどの魚介類は、低糖質&高たんぱくのうえ、体にいい脂や栄養素もたっぷり含まれているから、積極的に食べたいもの。でも、値段が高いので、なかなか買えないという現実も。その点、魚缶やシーフードミックスなら、比較的安価で手に入れやすく、栄養価もそのまま。しかも、調理が断然ラクなので、ぜひ、毎日のおかずに取り入れましょう。糖質制限中は、ついつい肉料理に偏りがちですが、ときどき魚缶やシーフードミックスを使ったおかずを登場させると、飽きることなく、満足度も高まり、栄養バランスもととのいます。

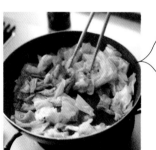

キャベツでガッツリ
ボリュームアップ!

もやしを麺に見立てて
野菜をモリモリ!

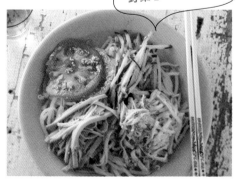

4 低糖質の野菜をたっぷり使ってカサ増しで満足!

ごはんや麺、パンなどの主食の糖質を制限すると、ボリューム&食べ応えがなくなり、満足感が得られないことも。肉や魚介類ばかり食べていても、野菜が不足すると栄養バランスが偏ります。キャベツやもやし、白菜、小松菜などの葉物野菜をたっぷり使えば、おかずのカサ増しになるから、満足感アップ。野菜は大きめに切って炒めることで、食べ応えが満点に。また、麺の代わりに、もやしやえのきだけなどを使えば、モリモリと思いっきり食べられるうえ、低カロリー&低糖質。噛み応えがあるから満腹中枢も刺激されて大満足できるのです。

この本の使い方

○ 材料は2人分、または3人分を基本にしています。

○ 栄養価は1人分で計算しています。

○「主な食品の糖質量」は、材料の全量分の糖質量です。

○ 計量単位は大さじ1=15㎖、小さじ1=5㎖としています。

○ 電子レンジは600Wを基本としています。500Wの場合は加熱時間を1.2倍にしてください。

○「少々」は小さじ1/6未満を、「適量」はちょうどよい量を、「適宜」は好みで必要があれば入れることを示します。

○ 本書で使用している「ラカントS」は血糖値に影響しないため、糖質量は「0」として計算しています。

誰でもカンタンに作れる！
低糖質なのに、激安＆激ウマ！
だから続けられる！

**主に使う食材と糖質量が
ひと目でわかる！**
主に使う食材の切り方とそれぞれの糖質量がパッと見てわかりやすく表示しています。

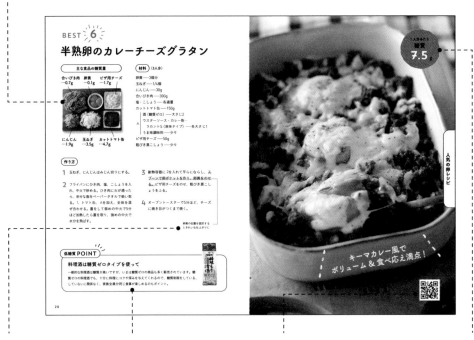

**大満足の味に
仕上げる調理のコツも
丁寧に解説！**
低糖質なのにおいしくボリューム満点に作る調理のコツをわかりやすく解説します。

**どうして
低糖質なのか？
がわかるPOINT**
料理を低糖質に仕上げるためのポイントや、低糖質の食材や調味料のことを解説します。

**YouTube へ飛べる
QR コードつき！**
YouTubeに飛べるQRコードつき。動画でよりわかりやすく作り方を解説します。

**１食分の糖質量を
大きく表示**
食材と調味料を含めた1食あたりの糖質量をパッとわかるようにアイコンで表示しています。

Part 1

低糖質なのに、
激安！激ウマ！

卵・豆腐・野菜の
超ズボラ＆節約
BESTレシピ

低糖質の肉、魚介類ばかり食べていれば OK と思っていても、
それだけでは、高コストで続けられないという人も。
ボリューム満点、激安＆激ウマの卵、豆腐、野菜のおかずがあれば、
モリモリ食べられてヘルシーだから、大満足すること間違いなし！

人気の卵レシピ

ビタミンCと食物繊維以外のすべての栄養素を含む卵は、
買い置きがしやすく、幅広い調理方法があります。
糖質も低いので、毎日の食卓に活用していきましょう。

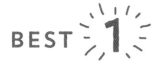

BEST 1

もやしと卵のとろたまチーズとじ

主な食品の糖質量

もやし…2.6g   卵…0.8g

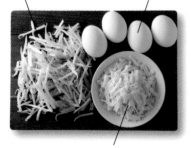

ピザ用チーズ…2.3g

材料（2人分）

卵——4個
もやし——1袋
水——150mℓ
めんつゆ（糖質オフ）
　　——大さじ2
ピザ用チーズ——70g
小ねぎ（小口切り）・
一味唐辛子
　　——各適量

作り方

1 もやしは食べやすい大きさに切る。

2 ボウルに卵を割り入れて溶きほぐす。

3 フライパンに水、めんつゆを入れて沸騰させ、1を加えて火を通す。

4 もやしをフライパンの中央に寄せ、2の2/3量を回しかけ、ピザ用チーズをのせる。蓋をして、チーズが溶けたら残りの2を回しかけ、小ねぎをのせる。再度蓋をして、卵が好みのかたさになるまで加熱する。

5 器に盛り、一味唐辛子をふる。

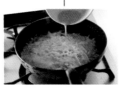

卵は2回に分けて回しかけて
加熱するとふんわり仕上がる

低糖質POINT

めんつゆは糖質オフで！

手軽にだしの味わいをプラスできるめんつゆはとても便利ですが、酒やみりん、砂糖といった調味料が含まれて糖質は高くなりがちなので、糖質オフのめんつゆがおすすめ。だしと自然の甘みで、糖質オフ中でも変わらない食生活を続けられる商品を取り入れて。

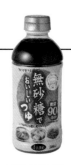

安い！旨い！
ボリューム満点で大満足！

人気の卵レシピ

1人分あたり
糖質
4.0 g

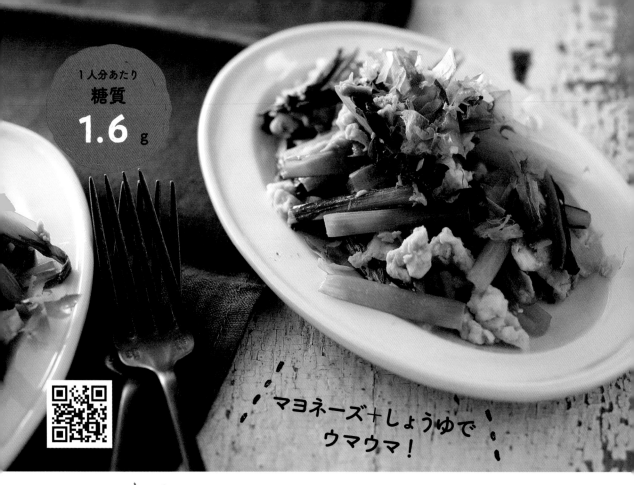

1人分あたり
糖質
1.6 g

マヨネーズ＋しょうゆで
ウマウマ！

BEST 2 ツナ缶と小松菜の卵炒め

主な食品の糖質量

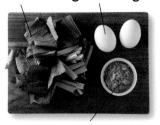

小松菜…1.2g　卵…0.4g

ツナ水煮缶…0.2g

材料 （2人分）

卵——2個
マヨネーズ——大さじ1
小松菜——1袋（240g）
ツナ水煮缶——1缶
ごま油——適量
濃口しょうゆ
　　——小さじ2
かつお節——1パック

作り方

1 小松菜は食べやすい大きさに切る。ツナ缶は汁けをよくきる。

2 ボウルに卵を割り入れて溶きほぐし、マヨネーズを加えてよく混ぜる。

3 フライパンにごま油適量を弱中火で熱し、小松菜の茎を炒める。蓋をして3分ほど蒸したら、ツナ缶、小松菜の葉を加え、ごま油小さじ1を回しかけて、葉がしんなりとするまで炒める。2を回し入れ、卵が固まったら大きく混ぜてしょうゆを加え、さっと炒める。

4 器に盛り、かつお節をふる。

低糖質POINT

マヨネーズは低糖質だからOK！

脂質は高いですが、糖質は低く、マヨネーズの原料である卵のレシチンという栄養素も含まれます。

ベーコンとほうれん草の バター卵炒め

主な食品の糖質量

ほうれん草 …0.8g　　卵…0.4g

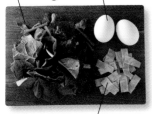

ベーコン（糖質ゼロ）…0.0g

低糖質 POINT

ベーコンは糖質ゼロのものを！

一般的なベーコンと味わいは変わらず、糖質を0に抑えられるので、気軽に食べられて◎。

材料（2人分）

卵——2個
マヨネーズ——小さじ2
ほうれん草——1束（250g）
ベーコン（糖質ゼロ）
　　——2パック（約70g）
オリーブオイル——適量
バター——20g
粗びき黒こしょう——適量

作り方

1 ほうれん草は食べやすい大きさに切り、ベーコンは1.5〜2cm幅に切る。

2 ボウルに卵を割り入れて溶きほぐし、マヨネーズを加えてよく混ぜる。

3 フライパンにオリーブオイル適量を中火で熱し、ベーコンを焼き目がつくまで焼く。ほうれん草の茎を加え、火が通ったら葉を加え、さっと火を通す。

4 3をフライパンの端に寄せ、バターを溶かし入れ、2を流し入れて炒り卵を作ったら、全体を混ぜ合わせる。粗びき黒こしょうで味をととのえる。

ふわふわ卵と
ベーコンの旨みが
クセになる！

人気の卵レシピ

1人分あたり
糖質
0.7g

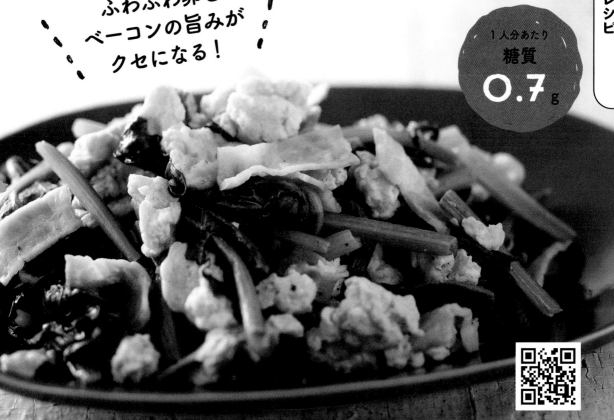

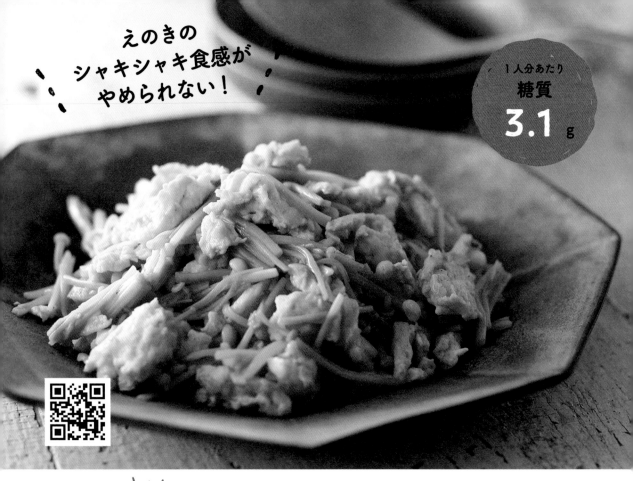

えのきの
シャキシャキ食感が
やめられない！

1人分あたり
糖質
3.1 g

BEST 4 卵とえのきの簡単中華炒め

主な食品の糖質量

卵…0.4g

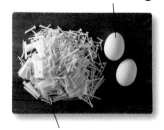

えのきだけ…3.7g

材料（2人分）

卵——2個
えのきだけ——1袋
ごま油——適量
A｜水——大さじ1
　｜鶏がらスープの素・
　｜オイスターソース
　｜——各小さじ1
塩・こしょう——各少々

作り方

1 えのきだけは石突きを切り落とし、3等分に切り、手でほぐす。

2 ボウルに卵を割り入れて溶きほぐす。

3 フライパンにごま油大さじ2を中火で熱し、2を流し入れる。全体を大きくかき混ぜて、炒り卵を作り、半熟になったら一度取り出す。

4 3のフライパンを軽く拭き取り、ごま油適量を中火で熱し、1、塩、こしょうを入れて炒める。火が通ったら3を戻し入れ、混ぜ合わせたAを加え、卵を崩しながら全体を混ぜ合わせる。

低糖質 POINT

オイスターソースで風味アップ！

オイスターソースの糖質は高めですが、味が濃くて少量で味が決まるので、上手に活用しましょう。

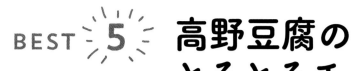

BEST 5 高野豆腐の
とろとろチーズ卵とじ

主な食品の糖質量

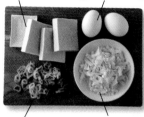

高野豆腐…1.2g　卵…0.4g

長ねぎ
…1.2g

ピザ用チーズ
…1.7g

材料 （3人分）

卵——2個
高野豆腐——4個

A
| 水——150㎖
| めんつゆ（糖質オフ）
| ——大さじ1
| 和風だしの素——少々

ピザ用チーズ——50g
長ねぎ（小口切り）——20g
粗びき黒こしょう——適量

作り方

1 高野豆腐は水で戻し、水けを絞り、食べやすい大きさに切る。

2 ボウルに卵を割り入れて溶きほぐす。

3 フライパンにAを入れて混ぜ、中火にかける。1を加え、上下を返しながら3分ほど煮る。半量のピザ用チーズ、2の半量を回し入れ、蓋をする。卵に火が通ったら、残りの2、ピザ用チーズ、長ねぎを加え、再度蓋をして火を通す。

4 器に盛り、粗びき黒こしょうをふる。

低糖質 POINT

高野豆腐は栄養満点！

高たんぱくで、カルシウムや鉄も補給できる高野豆腐。乾物なので、長期保存もでき、常備しておきたい食材。

1人分あたり
糖質
1.9 g

高野豆腐に
だしがジュワー！
新食感の卵とじ

人気の卵レシピ

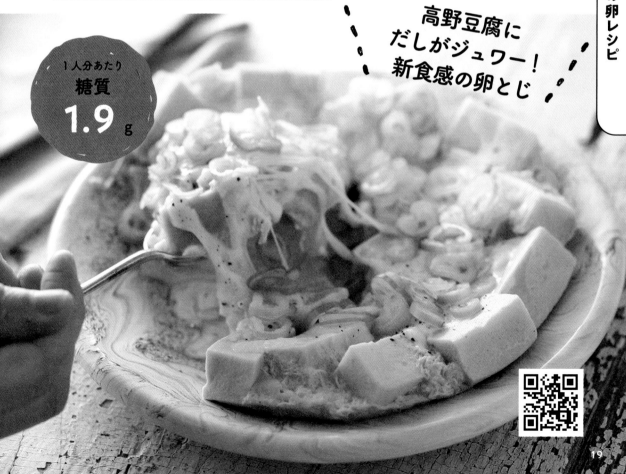

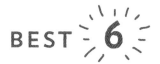

半熟卵のカレーチーズグラタン

主な食品の糖質量

合いびき肉
…0.7g

卵黄
…0.1g

ピザ用チーズ
…1.7g

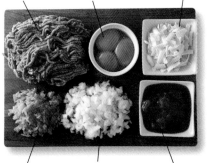

にんじん
…1.9g

玉ねぎ
…3.5g

カットトマト缶
…4.7g

材料 （3人分）

卵黄——3個分

玉ねぎ——1/4個

にんじん——30g

合いびき肉——300g

塩・こしょう——各適量

カットトマト缶——150g

A
酒（糖質ゼロ）——大さじ2
ウスターソース・カレー粉・
　ラカントS（液体タイプ）——各大さじ1
うま味調味料——少々

ピザ用チーズ——50g

粗びき黒こしょう——少々

作り方

1 玉ねぎ、にんじんはみじん切りにする。

2 フライパンにひき肉、塩、こしょうを入れ、中火で炒める。ひき肉に火が通ったら、余分な脂をペーパータオルで吸い取る。1、トマト缶、Aを加え、全体を混ぜ合わせる。蓋をして弱めの中火で5分ほど加熱したら蓋を取り、強めの中火で水分を飛ばす。

3 耐熱容器に2を入れて平らにならし、スプーンで卵ポケットを作り、卵黄をのせる。ピザ用チーズをのせ、粗びき黒こしょうをふる。

4 オーブントースターで5分ほど、チーズに焼き目がつくまで焼く。

卵黄の位置を固定する
ときれいな仕上がりに

低糖質 POINT

料理酒は糖質ゼロタイプを使って

一般的な料理酒は糖質が高いですが、いまは糖質ゼロの商品も多く販売されています。糖質ゼロの料理酒でも、十分に料理にコクや深みを与えてくれるので、糖質制限をしている、していないに関係なく、家族全員分同じ食事が楽しめるのもポイント。

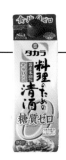

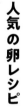

1人分あたり
糖質
7.5 g

人気の卵レシピ

キーマカレー風で
ボリューム＆食べ応え満点！

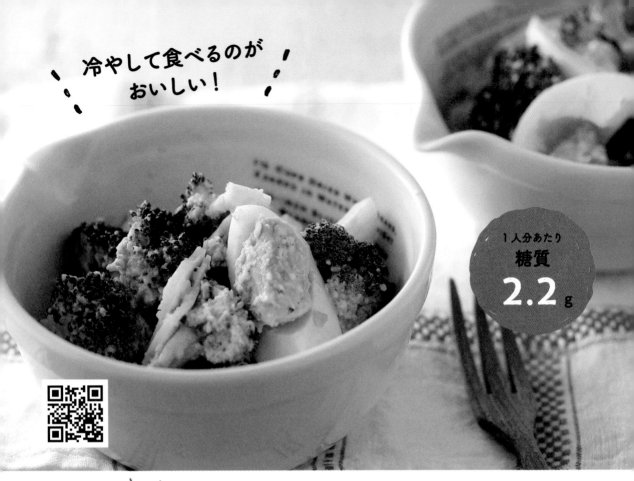

冷やして食べるのが
おいしい！

1人分あたり
糖質
2.2g

BEST 7 ブロッコリーと卵の マヨチーズサラダ

主な食品の糖質量

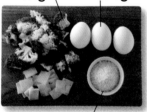

ブロッコリー
…4.4g

ゆで卵
…0.6g

粉チーズ…0.5g

低糖質 POINT

粉チーズはたっぷりかけてOK

糖質が低く、高たんぱく＆カルシウムも豊富。コクも与えてくれるので、たっぷりかけて召し上がれ。

材料（3人分）

ゆで卵 ——3個
ブロッコリー
　　　——1株（290g）
マヨネーズ ——大さじ3
粉チーズ ——大さじ4
粗びき黒こしょう ——適量

作り方

1 ブロッコリーは小房に分け、大きいものは食べやすい大きさに切る。茎は外側の皮を厚めにむき、2mm幅の拍子木切りにする。ゆで卵は4等分に切る。

2 耐熱容器にブロッコリーを入れ、ラップをかけ、電子レンジで3〜4分加熱する。

3 2にマヨネーズ、粉チーズ、粗びき黒こしょうを加え、混ぜ合わせる。ゆで卵を加えて混ぜたら、ラップをかけて冷蔵庫で1時間以上冷やす。

4 器に盛り、粉チーズ適量（分量外）をふる。

BEST 8 厚揚げのトロトロ卵とじ

主な食品の糖質量

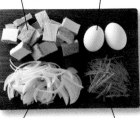

木綿厚揚げ…0.4g
卵…0.4g
玉ねぎ…3.5g
にんじん…3.2g

材料 (3人分)

卵——2個
木綿厚揚げ——1袋
玉ねぎ——1/4個
にんじん——50g

A
水——150mℓ
濃口しょうゆ——大さじ1
ラカントS (顆粒タイプ)
——大さじ1/2
和風だしの素——少々

ごま油・小ねぎ (小口切り)
——各適量

作り方

1 厚揚げは厚さを半分に切り、食べやすい大きさに切る。玉ねぎは薄切りにし、にんじんはせん切りにする。

2 ボウルに卵を割り入れて溶きほぐす。

3 フライパンにごま油を中火で熱し、厚揚げに焼き目がつくまで焼く。Aを加え、からめるように混ぜたら、玉ねぎ、にんじんを加えて混ぜる。蓋をして6〜7分煮込んだら2を回し入れ、小ねぎを散らす。

低糖質POINT

甘みをしっかり感じて満足できる

玉ねぎとにんじんには、自然な甘みがあるので満足感アップ。野菜の中で糖質は高めなので、食べ過ぎには注意。

甘みのある煮汁がしみておいしい!

人気の卵レシピ

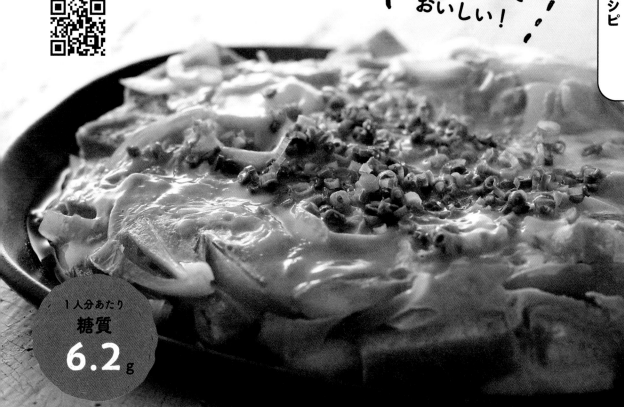

1人分あたり
糖質
6.2g

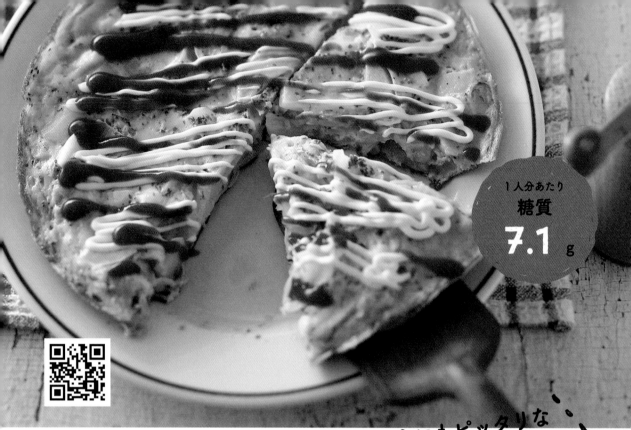

朝食にもピッタリな
ボリュームオムレツ

BEST 9
ゴロッと玉ねぎのオープンオムレツ

主な食品の糖質量

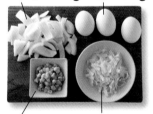

玉ねぎ…6.9g　卵…0.6g

コーン…4.5g　ピザ用チーズ…1.3g

低糖質POINT

コーンの甘みでやさしい味わいに

コーンの甘みは子どもから大人まで楽しめます。甘みがある分、糖質も高いので、使う量に注意。

材料（3人分）

卵——3個
玉ねぎ——1/2個
A｜　水——大さじ3
　｜　顆粒ブイヨン・乾燥
　｜　パセリ——各小さじ1
　｜　塩・粗びき黒こしょう
　｜　——各少々
ホールコーン（冷凍）——30g
ピザ用チーズ——40g
バジル（乾燥）——小さじ1
オリーブオイル——大さじ2
マヨネーズ・トマト
　ケチャップ（糖質ハーフ）
　——各大さじ2
粗びき黒こしょう——適宜

作り方

1 玉ねぎは大きめのざく切りにする。

2 ボウルに卵を割り入れ、Aを入れて溶きほぐす。1、コーン、ピザ用チーズ、バジルを加えて混ぜ合わせる。

3 フライパンにオリーブオイルを中火で熱し、2を流し入れて平らにならす。蓋をして弱火で13分ほど蒸し焼きにする。ときどきフライパンの位置を移動して、火の当たる場所を変える。

4 器に盛り、マヨネーズ、トマトケチャップをかけ、お好みで粗びき黒こしょうをふる。

ふわふわ卵スープ

主な食品の糖質量

長ねぎ…5.8g　卵…0.8g

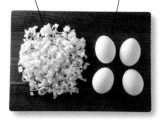

低糖質POINT

ラカントSは
みりん代わりに

ラカントSの液体タイプは
みりんの代わりに使うと、
普段の料理と変わらない工
程で作れて◎。

材料（3人分）

卵——4個
長ねぎ——100g

A
水——1200㎖
濃口しょうゆ——大さじ1
鶏がらスープの素——小さじ4
ラカントS（液体タイプ）
　——小さじ2
うま味調味料——小さじ1

水溶き片栗粉
　——片栗粉大さじ1+水大さじ2
塩・鶏がらスープの素——各適量
小ねぎ（小口切り）・ごま油
　——各適量

作り方

1　長ねぎは粗みじん切りにする。

2　ボウルに卵を割り入れて溶きほ
　ぐす。

3　鍋にAを入れて沸かし、1を加
　えて煮立たせる。一度火を止め、
　水溶き片栗粉を4～5回に分け
　て、ダマにならないように溶か
　し入れる。もう一度煮立ったら、
　2を7～8回に分けて細く流し
　入れ、塩、鶏がらスープの素で
　味をととのえる。

4　器に盛り、小ねぎを散らし、ご
　ま油を回しかける。

人気の卵レシピ

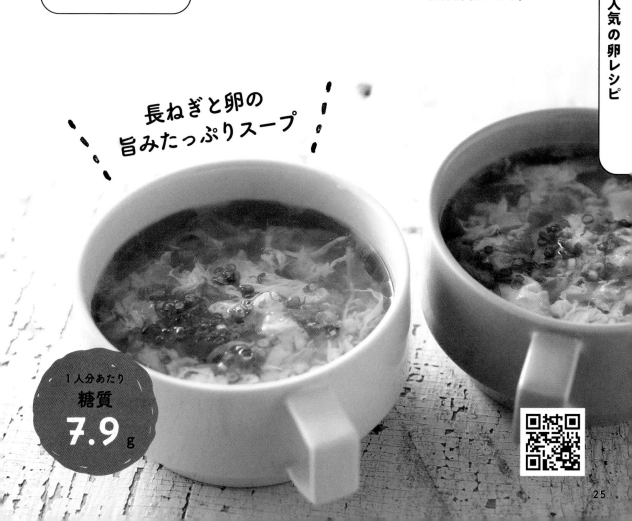

長ねぎと卵の
旨みたっぷりスープ

1人分あたり
糖質
7.9 g

人気の豆腐レシピ

植物性たんぱく質が豊富な豆腐は、
リーズナブルなうえ、ボリューム感もあるので、
おかずはもちろん、主食に見立てたアレンジもおすすめです。

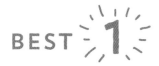

BEST **1**

高野豆腐のBLTサンド

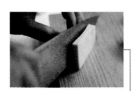

高野豆腐を半分の厚さに切って焼くと、カリッとした食感がつき、味がしみ込みやすくなる

主な食品の糖質量

高野豆腐…0.3g　トマト…1.3g

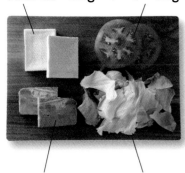

ベーコン…0.8g　レタス…0.4g

材料（2個分）

高野豆腐——2個
レタス——25g
トマト——35g
ベーコン（ブロック）
　　　——25g
オリーブオイル——適量
粗びき黒こしょう
　　　——少々
トマトケチャップ（糖質
ハーフ）・マヨネーズ・
イエローマスタード
　　　——各大さじ1

作り方

1　高野豆腐は水で戻し、水けをしっかり絞り、半分の厚さに切る。

2　レタスは食べやすい大きさにちぎり、トマトは1cm厚さの輪切りにする。ベーコンは7〜8mm厚さに切る。

3　フライパンにオリーブオイル適量を中火で熱し、ベーコンを入れる。粗びき黒こしょうをふり、ベーコンに焼き目がつくまで焼いたら、一度取り出す。

4　3のフライパンをさっと拭き、オリーブオイル適量を弱〜中火で熱し、1をフライ返しで軽く押さえて、両面に焼き色がつくまで焼く。

5　4に半量のトマトケチャップを塗り、半量のレタス、トマト、ベーコンの順にのせ、半量のマヨネーズ、イエローマスタードをかける。高野豆腐をのせて上から押し、ラップできつめに包んで5〜10分なじませ、半分に切る。これをもう一つ作る。

低糖質POINT

高野豆腐を食パンに見立てて

サンドイッチといえば、食パンにたくさんの具材を挟むもの。具材は野菜やベーコンと、糖質が低いものの、糖質制限中に食パンは控えたいところ。そこでおすすめしたいのが、食パンの代わりに高野豆腐を使ったサンドイッチ。糖質を大幅にカットするだけではなく、たんぱく質やカルシウムといった積極的に取り入れたい栄養素も補えます。

まるでパンを食べている
ような満足感！
ベーコンの厚みが食べ応え満点！

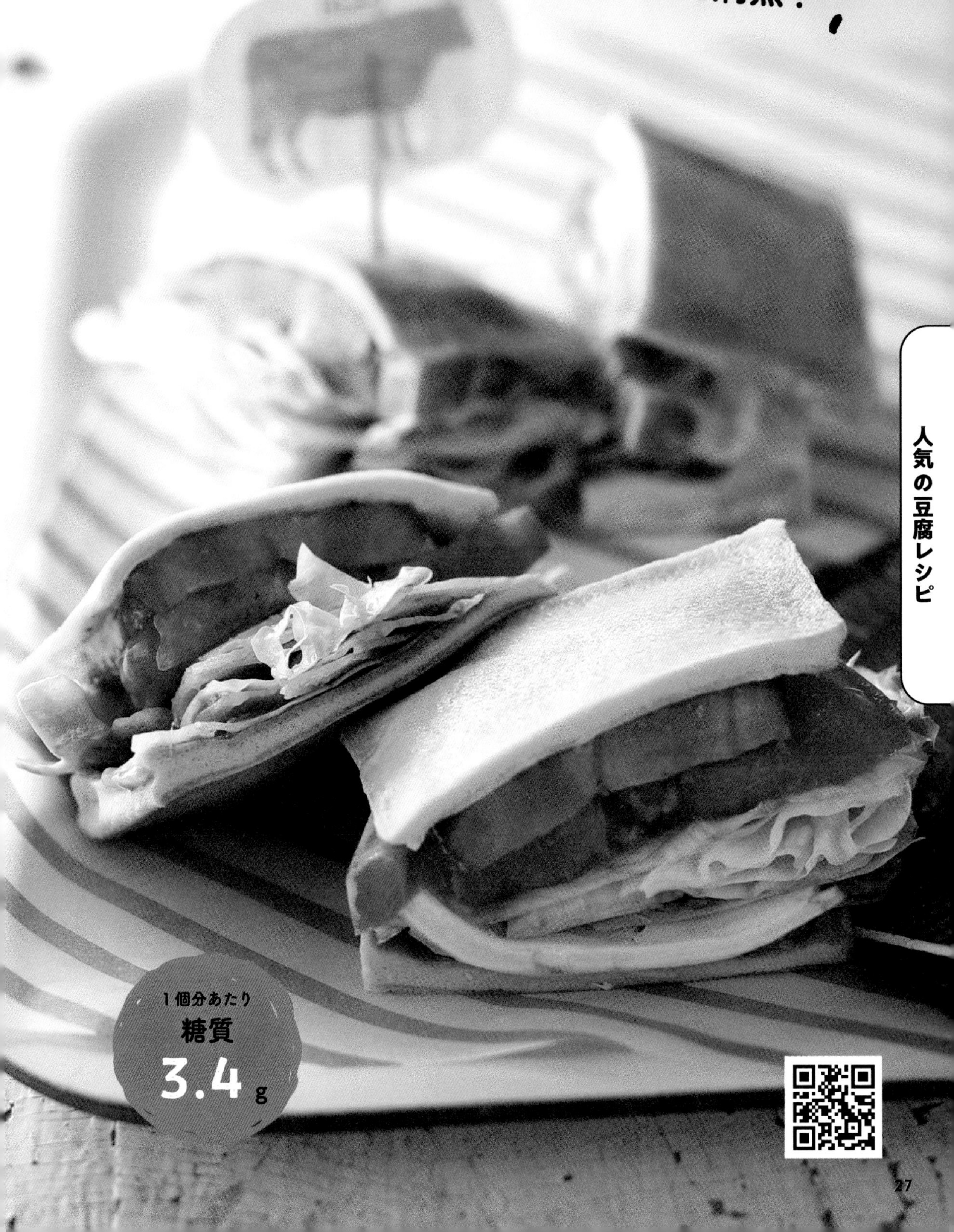

1個分あたり
糖質
3.4 g

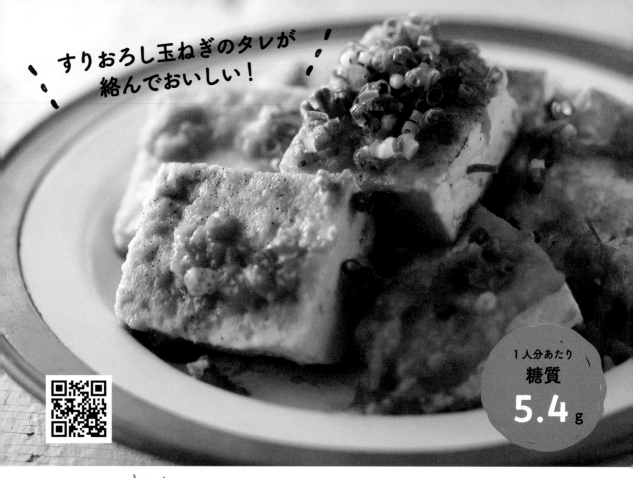

すりおろし玉ねぎのタレが
絡んでおいしい！

1人分あたり
糖質
5.4 g

BEST 2 豆腐のしょうがステーキ

主な食品の糖質量

しょうが…1.7g

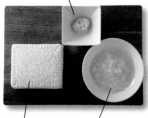

木綿豆腐
…1.4g

玉ねぎ…3.5g

材料 （2人分）

木綿豆腐——350g

A
　すりおろししょうが——2かけ分
　玉ねぎ（すりおろし）——1/4個分
　酒（糖質ゼロ）・
　　濃口しょうゆ——各大さじ1
　ラカントS（液体タイプ）
　　——小さじ2
　うま味調味料——少々

ごま油——適量
塩・こしょう——各少々
小ねぎ（小口切り）——適量

作り方

1　豆腐はペーパータオルで包み、重石をのせ、30分ほど水きりをする。水けを拭き取り、厚さを半分に切り、4等分に切る。

2　フライパンにごま油を強めの中火で熱し、1、塩、こしょうを入れ、両面に焼き色がつくまで焼く。よく混ぜ合わせたAを加え、全体に絡め、さっと煮詰める。

3　器に盛り、小ねぎを散らす。

低糖質POINT

おろししょうが＆玉ねぎで旨みたっぷり

糖質オフには、香味で味わいに変化をつけるのが◎。飽きずにおいしい食事を続けることがポイントです。

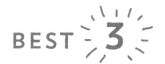

BEST 3　おつまみ和風チーズ豆腐

主な食品の糖質量

木綿豆腐…0.6g

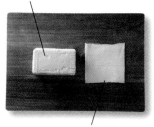

スライスチーズ…0.3g

材料 （1個分）

木綿豆腐 —— 150g
スライスチーズ —— 1枚
めんつゆ（糖質オフ）
　—— 小さじ1
かつお節・小ねぎ（小口切り）
　—— 各適量

作り方

1 耐熱皿に豆腐を入れ、スライスチーズをのせる。ラップはかけずに、電子レンジで1分30秒加熱する。

2 めんつゆをかけ、かつお節、小ねぎをのせる。

低糖質 POINT

とろーりチーズとめんつゆの絶品コラボ

糖質が低く、コクのあるチーズと、だしの旨みのある糖質オフめんつゆで、食べ応えのある一品の完成！

レンチンするだけで、
このおいしさ！

1人分あたり
糖質
1.3 g

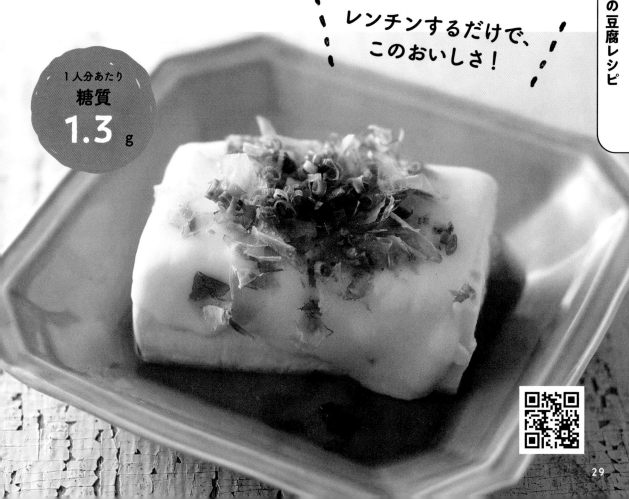

人気の豆腐レシピ

BEST 4 豆腐チャーハン

主な食品の糖質量

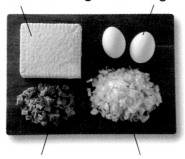

木綿豆腐…1.4g　卵…0.4g

チャーシュー（糖質ゼロ）…0.0g　長ねぎ…5.8g

材料 （2人分）

長ねぎ——100g

チャーシュー（糖質ゼロ）——70g

卵——2個

木綿豆腐——350g

ごま油——適量

ラード——適量（多め）

A｜鶏がらスープの素——小さじ2
　｜塩・こしょう——各少々
　｜うま味調味料——適量

濃口しょうゆ——小さじ1

塩・こしょう——各適量

紅しょうが——適量

作り方

1　長ねぎ、チャーシューは粗みじん切りにする。

2　ボウルに卵を割り入れて溶きほぐす。

3　フライパンに豆腐を入れ、強火で豆腐を崩しながら乾いりする。ごま油を加えて絡め、フライパンの奥に寄せる。ラードを加え、手前に2を流し入れ、豆腐と混ぜ合わせる。Aを加えて混ぜ、1を加える。長ねぎに火が通ったらしょうゆを加え、全体を混ぜ合わせ、塩、こしょうで味をととのえる。

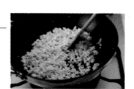

強火でしっかりと豆腐の水分を飛ばすことで、米粒のようなパラパラ食感に

4　器に盛り、紅しょうがを添える。

低糖質 POINT

豆腐ごはんでしっかり糖質オフ！

糖質制限をしているときに、ガッツリごはんが食べたい！そんな欲求が起こることも。そんなときに試してほしいのが豆腐ごはん。水分を飛ばしながら炒めることで、チャーハンのようなパラパラとした食感を楽しめます。味もよくなじむので、大満足の一品に。

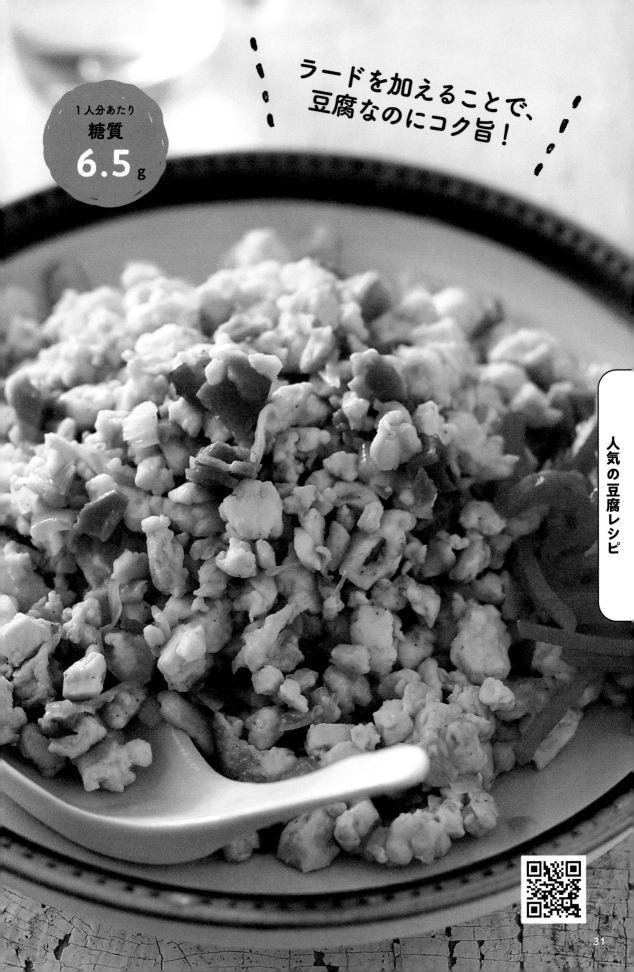

１人分あたり
糖質
6.5 g

ラードを加えることで、
豆腐なのにコク旨！

人気の豆腐レシピ

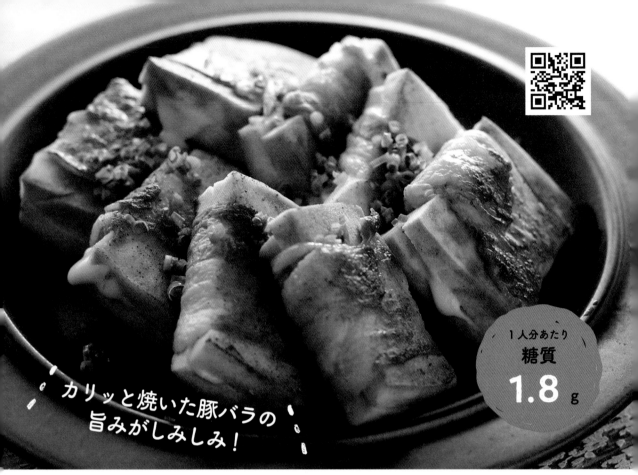

カリッと焼いた豚バラの
旨みがしみしみ！

1人分あたり
糖質
1.8 g

高野豆腐の豚バラチーズ巻き

主な食品の糖質量

高野豆腐
…1.2g

スライスチーズ
…0.5g

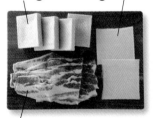

豚バラ薄切り肉…0.0g

低糖質 POINT

豚バラとチーズでコッテリ！

糖質オフ中でも、脂質は取り入れてOK！　豚肉の脂とチーズの旨みでコッテリとしたおかずがたまらない！

材料（3人分）

高野豆腐 —— 4個
スライスチーズ —— 2枚
豚バラ薄切り肉 —— 200g
塩・こしょう —— 各少々
酒（糖質ゼロ）—— 大さじ1
A ┃ 濃口しょうゆ・ラカントS（液体タイプ） —— 各小さじ2
小ねぎ（小口切り）—— 適量

作り方

1　スライスチーズは重ねて8等分に切る。

2　高野豆腐はぬるま湯で戻し、水けを絞る。縦半分に切り、厚さを半分に切るようにして切れ目を入れ、**1**を挟み、豚肉で巻く。

3　フライパンに**2**の巻き閉じを下にして入れ、塩、こしょうをふり、中～強火で焼く。焼き目がついたら上下を返し、酒を加え、蓋をして弱火で3分ほど蒸し焼きにする。**A**を加えて軽く煮詰める。

4　器に盛り、小ねぎを添える。

BEST 6 豆腐のいそべ焼き

主な食品の糖質量

焼きのり…0.2g

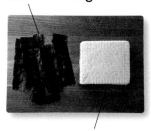

木綿豆腐…1.4g

材料 （3人分）

木綿豆腐 —— 350g
焼きのり —— 1枚
A
酒（糖質ゼロ）—— 大さじ2
濃口しょうゆ・ラカ
ントS（液体タイプ）
—— 各大さじ1
七味唐辛子 —— 適量

作り方

1 豆腐はペーパータオルで包み、耐熱皿にのせ、電子レンジで3分ほど加熱し、水きりをする。水けを拭き取り、8等分に切る。焼きのりを8等分に切り、豆腐に1枚ずつ巻く。

2 フライパンにAを入れて中火で煮詰め、1を並べて入れ、よく絡ませる。

3 器に盛り、七味唐辛子をふる。

低糖質POINT

甘辛い味つけで大満足！

甘辛味もラカントSにお任せ！ だしじょうゆより、普通のしょうゆのほうが糖質は低いので、濃口も問題なし。

人気の豆腐レシピ

まるでお餅みたい！
甘辛ダレと
のりの風味が絶品

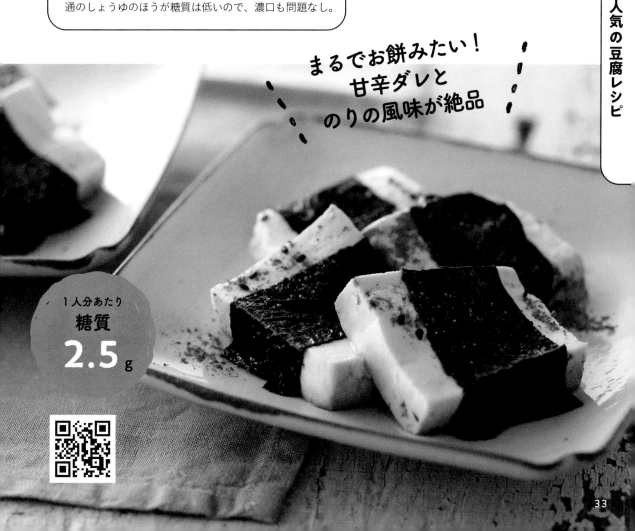

1人分あたり
糖質
2.5g

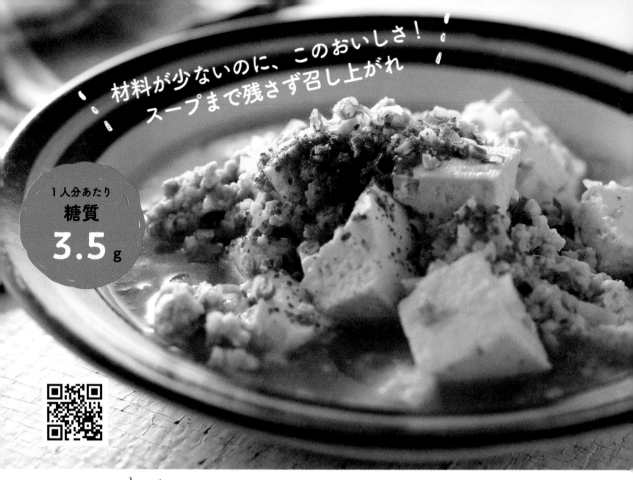

材料が少ないのに、このおいしさ！
スープまで残さず召し上がれ

1人分あたり
糖質
3.5 g

BEST 7 あったかスープ風肉豆腐

主な食品の糖質量

長ねぎ…2.9g

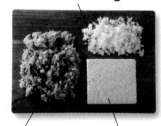

豚ひき肉
…0.2g

木綿豆腐
…1.4g

材料（3人分）

木綿豆腐——1丁（350g）
豚ひき肉——200g
長ねぎ——50g

A
| 酒（糖質ゼロ）——大さじ1
| ごま油——大さじ1/2
| 濃口しょうゆ・オイスターソース
| ——各小さじ2
| 鶏がらスープの素——小さじ1
| すりおろししょうが——少々
| 赤唐辛子（輪切り）——適量
| 水——50mℓ

小ねぎ（小口切り）・一味唐辛子——各適量

作り方

1 豆腐は食べやすい大きさに切り、長ねぎは粗みじん切りにする。

2 ボウルにAを入れてよく混ぜる。

3 耐熱ボウルに1、ひき肉、2を入れ、ラップをかけて電子レンジで5分加熱する。一度取り出して全体を軽く混ぜる。ラップをかけ、さらに5分加熱する。

4 器に盛り、小ねぎ、一味唐辛子をかける。

低糖質 POINT

豆腐とひき肉のボリュームで満足度大！

ボリュームアップには豆腐が大活躍。ひき肉の旨みで食べ応え感も出るので、大満足の一品に仕上がります。

BEST 8 やせるグラタン

主な食品の糖質量

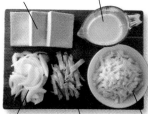

高野豆腐
…0.9g

低糖質豆乳
…1.5g

玉ねぎ
…3.5g

ベーコン
（糖質ゼロ）
…0.0g

ピザ用
チーズ
…2.5g

材料 （3人分）

高野豆腐 —— 3個
玉ねぎ —— 1/4個
ベーコン（糖質ゼロ）
　　 —— 1パック（約30g）
オリーブオイル —— 適量
塩・こしょう —— 各少々
低糖質豆乳 —— 100㎖
顆粒ブイヨン —— 小さじ2
ピザ用チーズ —— 25g+50g
バター —— 10g
マヨネーズ —— 大さじ2
粗びき黒こしょう —— 適量

作り方

1 高野豆腐は水で戻し、水けを絞り、食べやすい大きさに切る。

2 玉ねぎは薄切りにし、ベーコンは5mm幅に切る。

3 耐熱容器に1を並べる。

4 フライパンにオリーブオイルを中～強火で熱し、2、塩、こしょうを入れて焼き目がしっかりとつくまで炒める。低糖質豆乳、顆粒ブイヨン、ピザ用チーズ25g、バターを加えて軽く煮詰まるまで混ぜる。

5 3の上に4をかけ、ピザ用チーズ50g、マヨネーズをのせる。粗びき黒こしょうをふり、オーブントースターで10分ほど焼く。

低糖質 POINT

低糖質豆乳でミルキーな料理も楽しめる！

ミルキーな味わいの料理には、牛乳よりも糖質の低い豆乳が◎。さらに低糖質な豆乳は、糖質制限の味方です。

人気の豆腐レシピ

1人分あたり
糖質
3.9g

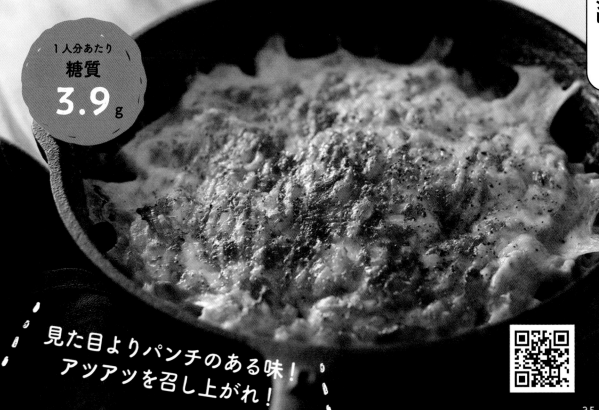

見た目よりパンチのある味！
アツアツを召し上がれ！

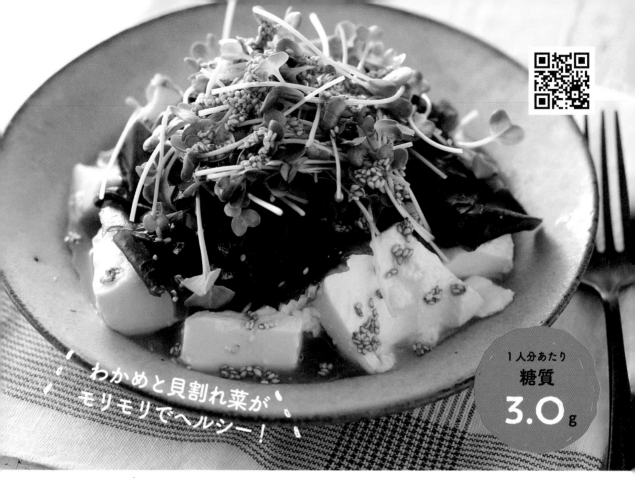

わかめと貝割れ菜が
モリモリでヘルシー！

1人分あたり
糖質
3.0g

豆腐とわかめの
ダイエットサラダ

主な食品の糖質量

わかめ…0.4g　絹ごし豆腐…3.9g

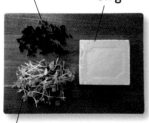

貝割れ菜…0.6g

材料（3人分）

絹ごし豆腐——1丁（350g）
わかめ（乾燥／カットタイプ）
——5g
貝割れ菜——1/2パック

A
ポン酢しょうゆ
——大さじ2
白いりごま・ごま油
——各大さじ1
ラー油——適量

作り方

1 豆腐をペーパータオルで包み、耐熱皿にのせ、ラップはせずに電子レンジで1分10秒加熱する。

2 わかめはたっぷりの水に10分ほどつけて戻し、さっと洗ったら水けを絞る。貝割れ菜は根元を切り落とし、半分に切る。

3 ボウルにAを入れてよく混ぜる。

4 器に1を食べやすい大きさに崩しながら入れ、2をのせ、3をかける。

低糖質POINT

喉越しのよいわかめで腹持ち抜群！

糖質制限中におすすめなのが、食物繊維の含まれた食材。血糖値の上昇をゆるやかにする効果が期待できます。

にらだく豆腐

主な食品の糖質量

にら…1.3g

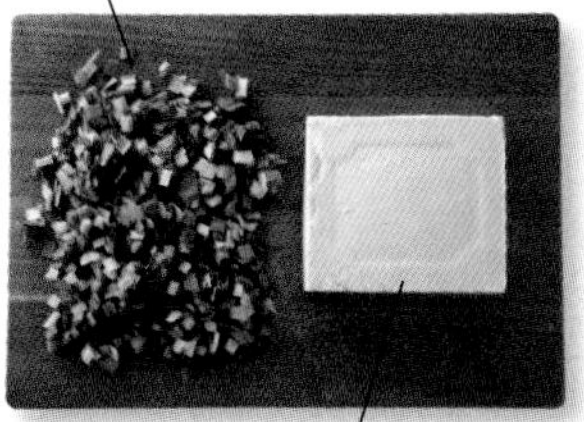

絹ごし豆腐…3.9g

材料 （3人分）

にら——1束（100g）
絹ごし豆腐——350g

A
めんつゆ（糖質オフ）
　——大さじ2
ごま油——大さじ1と1/2
うま味調味料——少々

赤唐辛子（輪切り）——適宜
白いりごま——適量

作り方

1 にらは小口切りにし、豆腐は食べやすい大きさに切る。

2 耐熱容器ににら、A、お好みで赤唐辛子を入れてラップをかけ、電子レンジで50秒加熱する。

3 器に豆腐を盛り、2をかけ、白いりごまをふる。

低糖質POINT

たっぷりのにらダレで豆腐もガッツリ！

にらに含まれる栄養素アリシンは、疲労回復に◎。香りもあるので、お箸が進みます。

にらダレが
たっぷりで美味！
おつまみにも

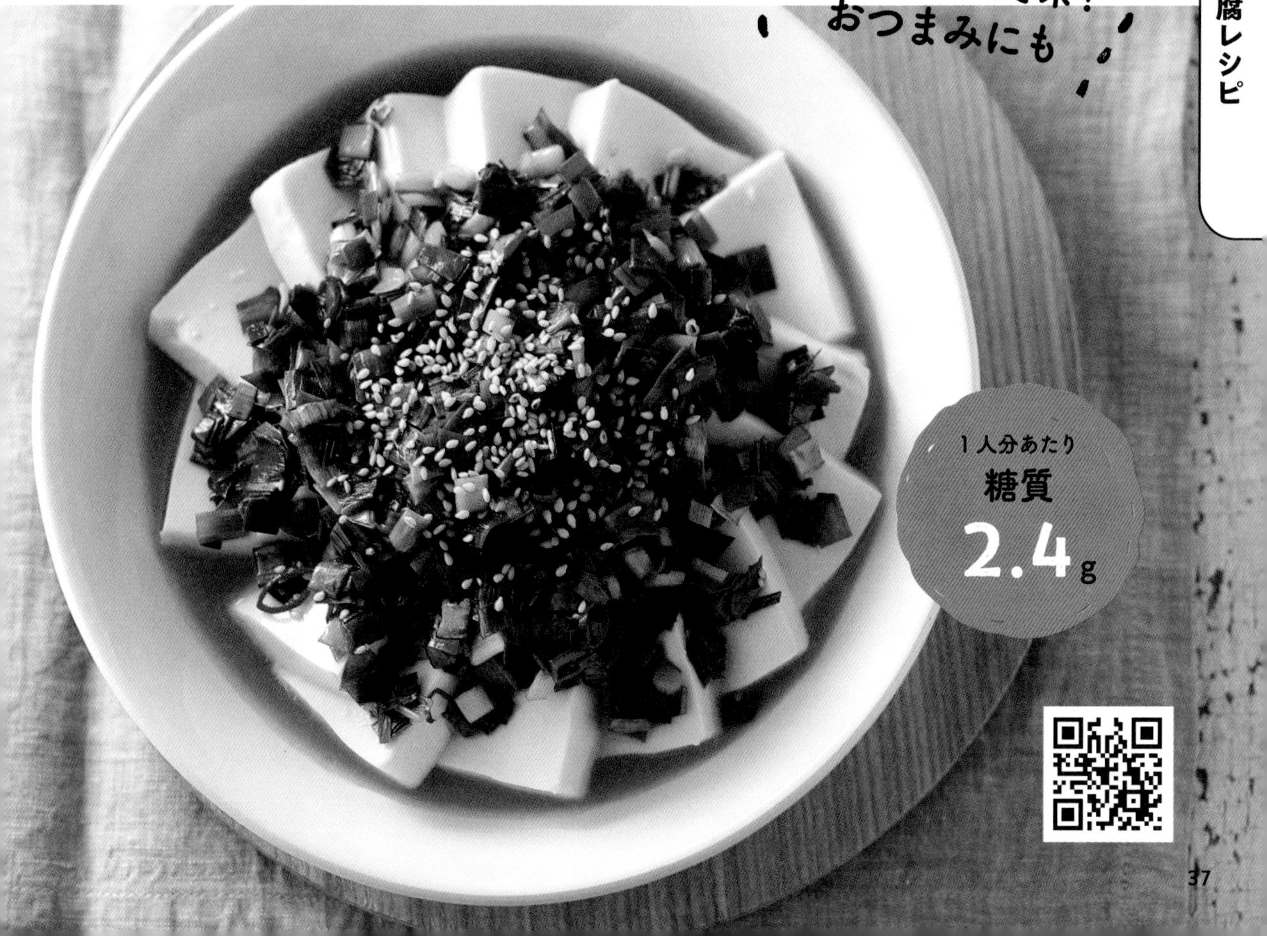

人気の豆腐レシピ

1人分あたり
糖質
2.4g

人気のもやしレシピ

低糖質でリーズナブルなもやしは、糖質制限にも節約にも大活躍。
アレンジ次第で、メイン級のガッツリごはんもできるので、たっぷり食べたい時に!

BEST 1 ラーメン屋で食べた ピリ辛もやしナムル

主な食品の糖質量

にら…0.7g　もやし…2.6g

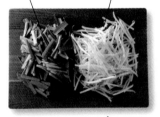

低糖質POINT

もやしは低糖質で低カロリー

お財布にも優しく、たっぷり食べても罪悪感のないもやしは、糖質オフにマスト!

材料 (3人分)

もやし——1袋
にら——1/2束

A
　すりおろしにんにく
　　　　——1かけ分
　白いりごま・ごま油
　　　　——各大さじ2
　濃口しょうゆ
　　　　——大さじ1と1/2
　豆板醤——小さじ1
　うま味調味料——少々
　一味唐辛子——適量

作り方

1 もやしはさっと洗い、にらは5cm幅に切る。

2 ボウルにAを入れ、よく混ぜる。

3 耐熱ボウルにもやしを入れ、ラップをかけて電子レンジで1分30秒加熱する。一度取り出してにらを加える。ラップをかけ、さらに1分30秒加熱する。

4 3に2を加えて混ぜ合わせる。

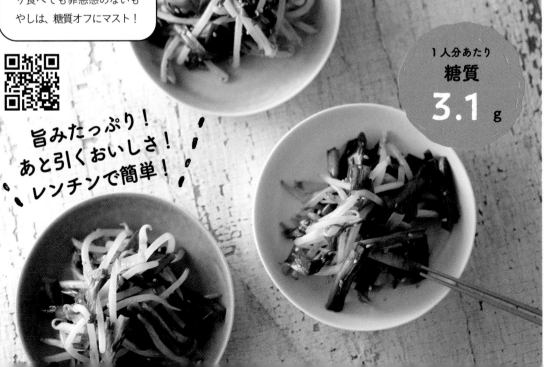

1人分あたり
糖質
3.1 g

旨みたっぷり!
あと引くおいしさ!
レンチンで簡単!

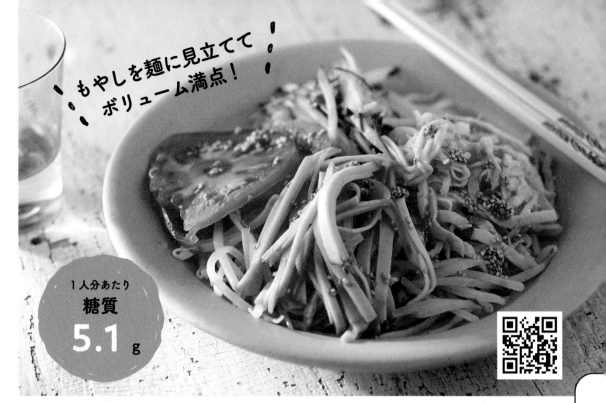

もやしを麺に見立てて
ボリューム満点！

1人分あたり
糖質
5.1g

BEST 2 もやしの冷やし中華風

主な食品の糖質量

ハム（糖質ゼロ）…0.0g

きゅうり
…1.9g

もやし
…5.2g

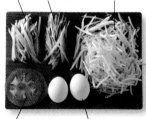

トマト…1.9g　　卵…0.4g

材料 （3人分）

もやし——2袋
きゅうり——1本
トマト——50g
ハム（糖質ゼロ）
　——2パック（約80g）

A
┌ 穀物酢——大さじ2
│ 濃口しょうゆ・ごま油・
│ 　白いりごま・水
│ 　　——各大さじ1
│ 鶏がらスープの素
│ 　　——小さじ2
│ ラカントS（液体タイプ）
└ 　　——小さじ1

卵——2個
ごま油——適量

作り方

1　もやしはさっと洗う。きゅうりは板ずりをして、せん切りにし、トマトは薄い輪切りにする。ハムは細切りにする。

2　耐熱ボウルにもやしを入れ、ラップをかけて電子レンジで3分加熱する。

3　ボウルに卵を割り入れて溶きほぐす。

4　フライパンにごま油を弱～中火で熱し、3を流し入れて全体に広げる。固まったら上下を返し、火が通ったらまな板にのせ、くるくると巻いて細切りにする。

5　器に2を盛り、きゅうり、トマト、ハム、4をのせ、混ぜ合わせたAを回しかけたら、冷蔵庫で30分以上冷やす。

低糖質POINT

中華麺の代わりにもやしで糖質オフ！

低糖質・低カロリーもやしを麺に見立てて、たっぷりの具材をのせれば、大満足の夏の風物詩に。

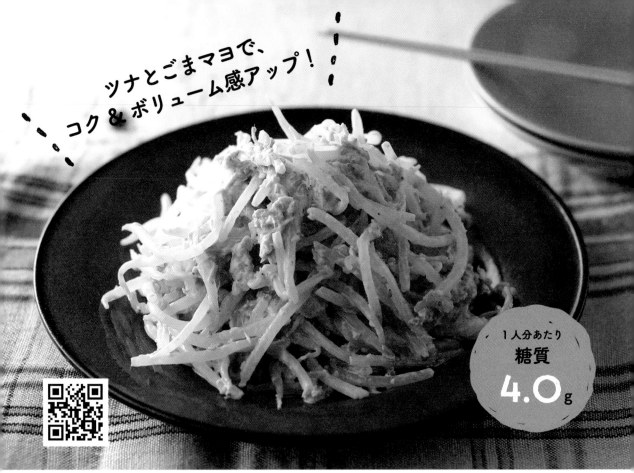

ツナとごまマヨで、
コク&ボリューム感アップ！

1人分あたり
糖質
4.0g

BEST 3 ツナ缶ともやしの
ごまマヨ和え

主な食品の糖質量

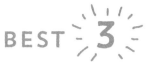
もやし…2.6g

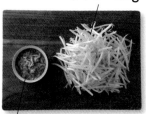
ツナ水煮缶…0.2g

材料 （2人分）

もやし──1袋
ツナ水煮缶──1缶

A
マヨネーズ──大さじ3
白すりごま──大さじ2
穀物酢──大さじ1
ラカントS（液体タイプ）・
オリーブオイル──各小さじ2
濃口しょうゆ──小さじ1

塩──適量

作り方

1 もやしはさっと洗い、水けをきり、耐熱ボウルに入れる。ラップをかけ、電子レンジで3分30秒加熱したら、さらに水けをきる。

2 ボウルにAを入れ、よく混ぜる。

3 1に汁けをきったツナ缶、2を加え、塩で味をととのえる。冷蔵庫で30分以上冷やす。

低糖質POINT

すりごまで香りと深みをアップ！

味わいに深みを出してくれるごまも低糖質なので、味つけのバリエーションにぜひ取り入れて。

40

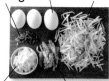
BEST 4 もやしのピカタ

ふわふわ卵がもやしを包んで食べ応え満点！

主な食品の糖質量

小ねぎ…0.3g　卵…0.6g　もやし…2.6g

ピザ用チーズ…1.7g　ベーコン（糖質ゼロ）…0.0g

材料（2人分）

もやし——1袋
小ねぎ——適量
ベーコン（糖質ゼロ）
　　——1パック（約30g）
卵——3個
ピザ用チーズ——50g
粗びき黒こしょう——少々
オリーブオイル・トマトケチャップ（糖質ハーフ）
　　——各適量

1人分あたり糖質 **3.2g**

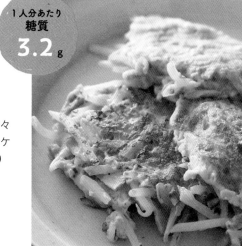

作り方

1. もやしはさっと洗い、水けをきり、細かく切る。小ねぎは小口切りにし、ベーコンは5mm幅に切る。
2. ボウルに卵を割り入れ、溶きほぐす。
3. ボウルに1、2、ピザ用チーズ、粗びき黒こしょうを入れ、全体を混ぜる。
4. フライパンにオリーブオイルを中火で熱し、3を好みの大きさで広げる。焼き目がついたら上下を返し、火を通す。
5. 器に盛り、トマトケチャップをかける。

BEST 5 もやしとひき肉のしょうが炒め

1人分あたり糖質 **5.8g**

主な食品の糖質量

合いびき肉…1.0g　もやし…2.6g

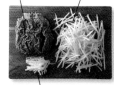

しょうが…0.5g

材料（2人分）

もやし——1袋
しょうが——1かけ
ごま油——適量
合いびき肉——200g
塩・こしょう——各少々
酒（糖質ゼロ）・
　濃口しょうゆ——各大さじ1
ラカントS（顆粒タイプ）
　　——大さじ1/2
小ねぎ（小口切り）——適量

作り方

1. もやしはさっと洗い、水けをきる。しょうがはせん切りにする。
2. フライパンにごま油を中〜強火で熱し、ひき肉、塩、こしょうを入れて炒める。ひき肉に火が通ったらしょうがを加え、火を通す。もやしを加え、好みのかたさになるまで炒めたら、酒、しょうゆを回しかけ、ラカントSをふり、全体に絡める。
3. 器に盛り、小ねぎをのせる。

低糖質POINT

少し甘みがプラスされるとコク旨に

しょうがでキリッとした味つけに、少しの甘みを隠し味に入れるのがポイント。隠し味も、糖質ゼロのものを使えば、安心です。

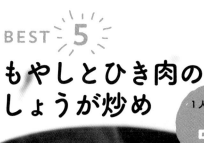

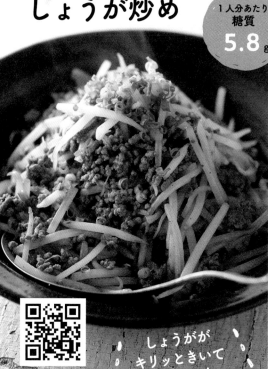

しょうががキリッときいておいしい！

人気のもやしレシピ

人気の きのこ レシピ

弾力のある食感で咀嚼を促し、噛むことで満腹中枢を刺激するので、
食事の満足感アップにつながります。旨みもたっぷりなので、おつまみにも◎。

BEST 1 しいたけガリマヨみそ焼き

主な食品の糖質量

しいたけ…2.7g

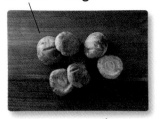

低糖質POINT

丸ごとしいたけで食べ応えも満点！

しいたけは丸ごと食べても低糖質なうえに食物繊維も豊富。ピザ用チーズをのせても美味。

材料（2人分）

しいたけ――大6個（180g）

A
マヨネーズ――大さじ1と1/2
酒（糖質ゼロ）――大さじ1
みそ――小さじ2
すりおろしにんにく――少々

長ねぎ（青い部分／小口切り）
――適量

作り方

1 しいたけは軸を落とす。

2 ボウルにAを入れ、よく混ぜる。

3 天板にアルミホイルを敷き、1を並べ、2をのせる。オーブントースターで6〜7分焼く。

4 器に盛り、長ねぎを散らす。

パクパク食べられる！
ヘルシーおつまみ

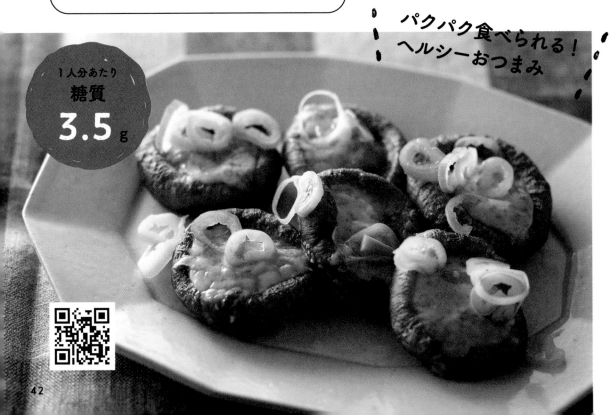

1人分あたり
糖質
3.5g

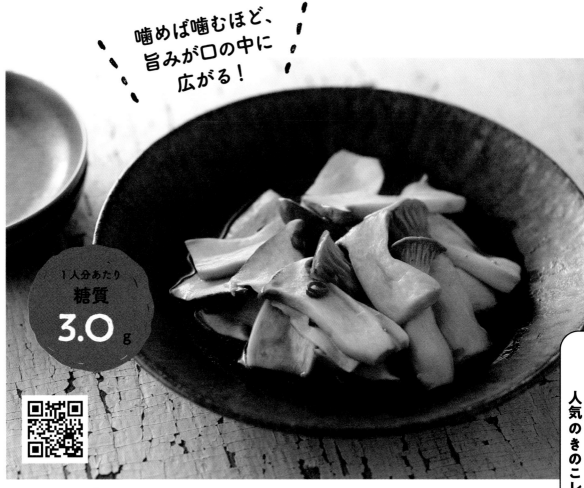

噛めば噛むほど、
旨みが口の中に
広がる！

1人分あたり
糖質
3.0 g

BEST 2 # エリンギのうま煮

主な食品の糖質量

エリンギ…5.2g

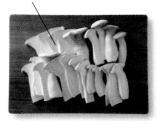

材料 （3人分）

エリンギ——200g

A
- 濃口しょうゆ——大さじ1
- ラカントS（液体タイプ）——大さじ1/2
- ごま油——小さじ1
- 和風だしの素——少々
- 赤唐辛子（輪切り）——適量

作り方

1 エリンギは縦に5〜6mm幅に切る。

2 耐熱ボウルに1、Aを入れ、ラップをかけて電子レンジで3分加熱する。全体を混ぜ合わせる。

低糖質POINT

食感がよいので箸休めに

弾力のある食感が特徴的なエリンギは、いつもの食卓ではもちろん、おつまみやお弁当の箸休めにぴったりです。

BEST 3 にらとしめじのピリ辛和え

主な食品の糖質量

しめじ…2.7g　にら…1.3g

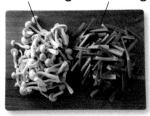

材料 （3人分）

しめじ——1袋
にら——1束 (100g)

A
濃口しょうゆ・
白いりごま・ごま油
——各大さじ1
鶏がらスープの素・
豆板醤——各小さじ1

作り方

1 しめじは石突きを切り落としてほぐし、にらは5cm幅に切る。

2 ボウルにAを入れ、よく混ぜる。

3 耐熱ボウルにしめじ、にらの順に入れてラップをかけ、電子レンジで3分加熱する。煮汁を捨て、**2**を加えて和える。

低糖質POINT

しめじは食物繊維が豊富

しめじに多く含まれる不溶性食物繊維は、腸を刺激してくれるので、便秘解消におすすめの食材です。

きのこたっぷり！
濃厚なピリ辛味

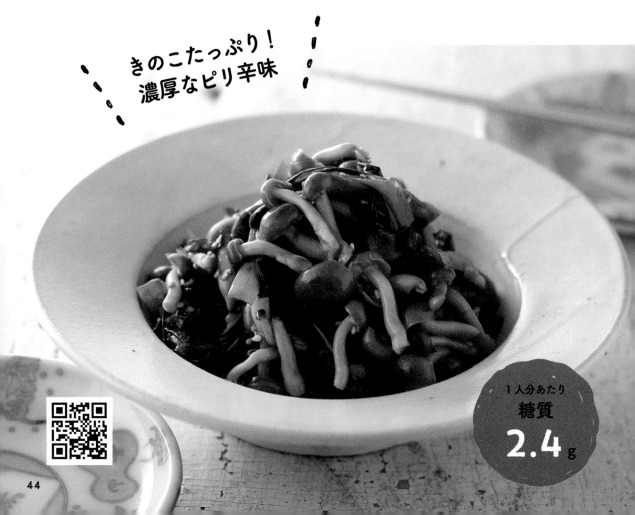

1人分あたり
糖質
2.4g

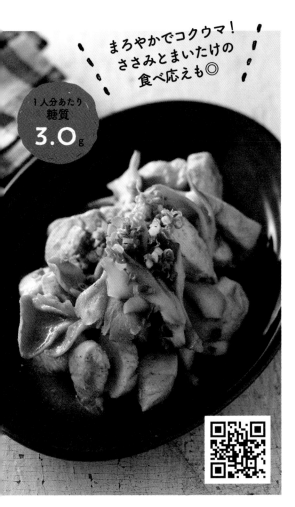

まろやかでコクウマ！
ささみとまいたけの
食べ応えも◎

1人分あたり
糖質
3.0g

BEST **4**

ささみとまいたけの
バターポン酢炒め

主な食品の糖質量

鶏ささみ…0.0g

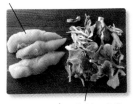

まいたけ…1.8g

材料（2人分）

まいたけ——200g
鶏ささみ——3〜4本（200g）
オリーブオイル——適量
塩・こしょう——各適量
A｜バター——20g
　｜ポン酢しょうゆ——大さじ2
　｜酒（糖質ゼロ）——大さじ1
小ねぎ（小口切り）——適量

作り方

1 まいたけは食べやすい大きさにほぐす。鶏ささみは筋を取り除き、食べやすい大きさに切る。
2 フライパンにオリーブオイルを中火で熱し、鶏ささみ、塩、こしょうを入れて、鶏ささみに焼き目がつくまで焼く。焼き目がついたら上下を返し、まいたけ、Aを加え、蓋をして弱火で3分ほど加熱する。
3 蓋を外し、さらに3分ほど火を通し、全体を軽く混ぜたら、塩、こしょうで味をととのえる。
4 器に盛り、小ねぎを散らす。

人気のきのこレシピ

BEST **5** # えのきチーズの
カリカリせんべい

端がカリカリ！
旨みたっぷりおつまみ

主な食品の糖質量

えのきだけ…3.7g

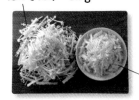

ピザ用チーズ
…3.3g

材料（2人分）

えのきだけ——1袋（100g）
ピザ用チーズ——100g
粗びき黒こしょう——少々

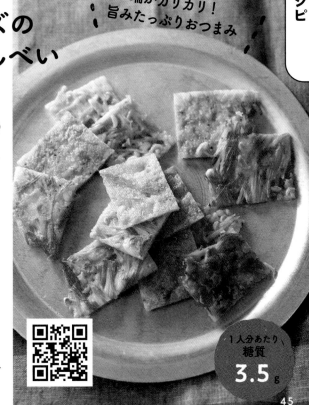

作り方

1 えのきだけは5cm幅に切り、手で軽くほぐす。
2 フライパンにピザ用チーズを全体に広げ、粗びき黒こしょうをふる。1を全体に散らし、中火で焼く。焼き目がついたら上下を返し、フライ返しで押しつけるようにして、チーズがカリカリになるまで焼きつける。
3 ペーパータオルの上に取り出し、3分ほど休ませたら、食べやすい大きさに切る。

1人分あたり
糖質
3.5g

人気の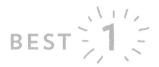レシピ

ボリューム感をしっかりと出せて、満足感も得られるキャベツには、
ビタミンや食物繊維などの栄養素も豊富。カサを減らして、たっぷりと召し上がれ。

BEST 1

キャベツとツナ缶の
お好み焼き風

主な食品の糖質量

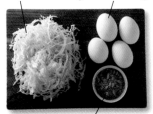

キャベツ…6.8g　卵…0.8g

ツナ水煮缶…0.2g

材料 （2枚分）

キャベツ——200g
卵——4個
ツナ水煮缶——1缶
めんつゆ（糖質オフ）——大さじ1
かつお節——1袋
ごま油——適量
マヨネーズ・青のり——各適量

作り方

1 キャベツはせん切りにする。

2 ボウルに卵を割り入れて溶きほ
ぐし、1、汁ごとのツナ缶、め
んつゆ、かつお節を加えて全体
を混ぜる。

3 フライパンにごま油を弱火で熱
し、2の半量を入れ、蓋をして
4〜5分焼く。卵が固まったら
上下を返し、蓋をしてさらに3
〜4分焼く。残りも同様に作る。

4 器に盛り、マヨネーズをかけ、
青のりをふる。

1人分あたり
糖質
4.5 g

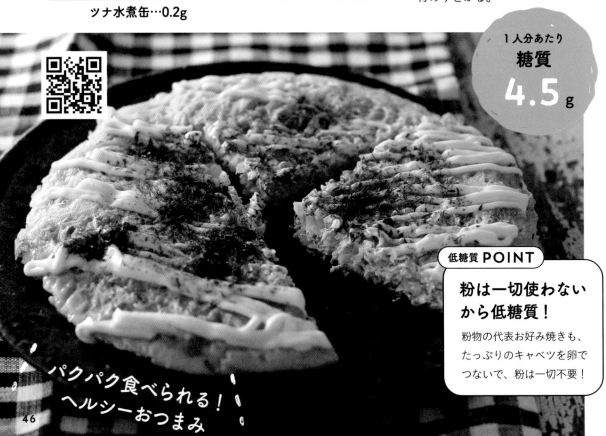

パクパク食べられる！
ヘルシーおつまみ

低糖質 POINT

**粉は一切使わない
から低糖質！**

粉物の代表お好み焼きも、
たっぷりのキャベツを卵で
つないで、粉は一切不要！

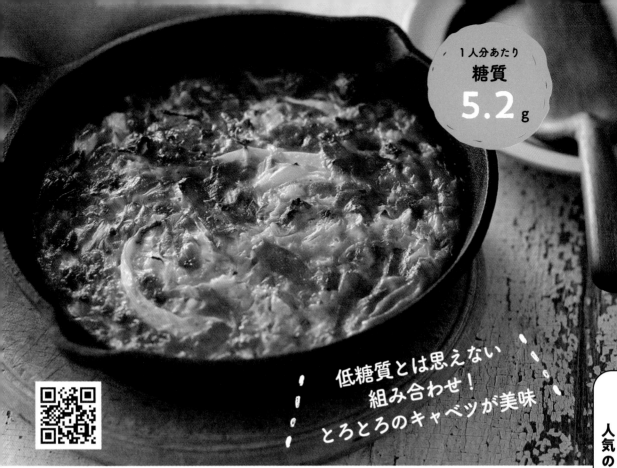

1人分あたり
糖質
5.2g

低糖質とは思えない
組み合わせ！
とろとろのキャベツが美味

BEST **2**

ベーコンとキャベツの簡単キッシュ

主な食品の糖質量

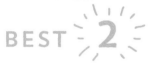

ピザ用チーズ　生クリーム…6.5g
…2.0g

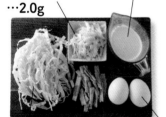

キャベツ　ベーコン
…6.8g　（糖質ゼロ）…0.0g　卵…0.4g

低糖質 POINT

パイシートがなくても大満足！

パイシートを使わなくても、バターと生クリームでコクのあるキッシュ風が楽しめます。おしゃれな朝ごはんや軽食に。

材料（3人分）

キャベツ——200g
ベーコン（糖質ゼロ）
　　——1パック（約30g）
バター——20g
塩・こしょう——各少々
卵——2個
生クリーム——100ml
ピザ用チーズ——60g

作り方

1 キャベツは5mmのせん切りにし、ベーコンは5mm幅に切る。

2 フライパンにバターを中火で溶かし、1を入れて全体を混ぜ合わせる。塩、こしょうを加え、キャベツがしんなりするまで炒める。

3 ボウルに卵を割り入れ、溶きほぐす。生クリーム、ピザ用チーズを加えて混ぜ、2を加えたら全体をよく混ぜる。

4 耐熱容器に3を流し入れ、オーブントースターで15〜20分焼く。

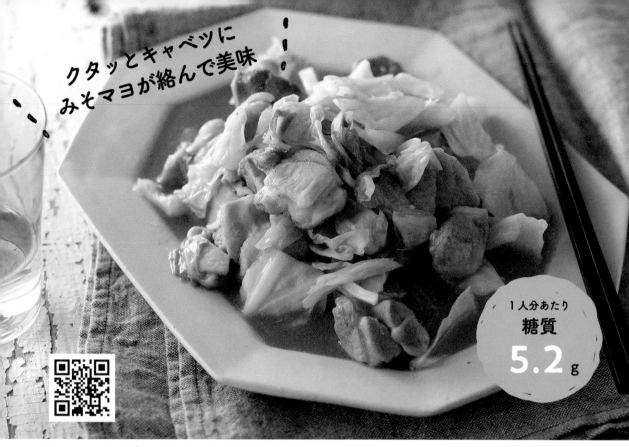

クタッとキャベツに
みそマヨが絡んで美味

1人分あたり
糖質
5.2g

BEST **3** 鶏もも肉とキャベツ
みそマヨガーリック

主な食品の糖質量

鶏もも肉…0.0g　キャベツ…6.8g

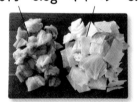

低糖質POINT

**ラカントSで
コクをアップ！**

ラカントSはナチュラルな
甘みとコクがあり、合成甘
味料の独特な風味がないの
で、砂糖の代わりにおすす
めです。

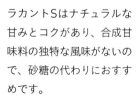

材料（3人分）

キャベツ——200g
鶏もも肉——300g

A
マヨネーズ——大さじ2
濃口しょうゆ・みそ
——各小さじ2
ラカントS（顆粒タイプ）
——小さじ1
すりおろしにんにく
——少々
水——30㎖

オリーブオイル——適量
塩・こしょう——各少々
酒（糖質ゼロ）——大さじ1

作り方

1 キャベツは食べやすい大きさに
切る。鶏肉は脂、筋を取り除き、
食べやすい大きさに切る。

2 ボウルにAを入れ、よく混ぜる。

3 フライパンにオリーブオイルを
中〜強火で熱し、鶏肉の皮目を
下にして並べ、塩、こしょうを
ふる。焼き目がついたら上下を
返し、反対側にも焼き目をつけ
る。

4 **3**にキャベツを加え、酒を回し
かけたら蓋をする。弱〜中火で
3分ほど蒸し焼きにしたら、**2**
を加えて全体を混ぜ合わせる。

BEST 4　ツナ缶で無限キャベツ

キャベツが無限に
モリモリ食べられる！

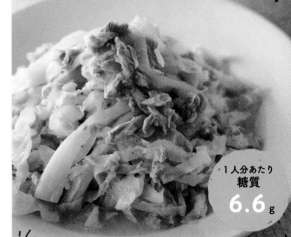

主な食品の糖質量

キャベツ
…10.2g

ツナ水煮缶
…0.3g

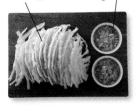

材料（2人分）

キャベツ——300g
ツナ水煮缶——2缶（160g）
A
　マヨネーズ・ごま油
　　——各大さじ1
　鶏がらスープの素
　　——大さじ1/2
　濃口しょうゆ——小さじ1
　粗びき黒こしょう——少々
白いりごま——適量

1人分あたり
糖質
6.6 g

作り方

1　キャベツは1cm幅のせん切りにする。
2　耐熱ボウルに1、汁ごとのツナ缶、Aを入れて全体を軽く混ぜ、ラップをかけて電子レンジで3分加熱する。一度取り出して全体を混ぜる。ラップをかけ、さらに5分加熱したら、軽く混ぜる。
3　器に盛り、白いりごまをふる。

低糖質 POINT

マイルドなマヨネーズとごま油のコク！

マヨネーズとごま油は低糖質なのに、コッテリとした味つけを叶えてくれる調味料！組み合わせてコクアップ。

肉がなくても、
厚揚げのコクで大満足！

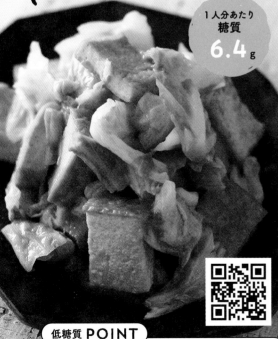

1人分あたり
糖質
6.4 g

BEST 5

厚揚げとキャベツの
旨みそ炒め

主な食品の糖質量

厚揚げ…0.4g

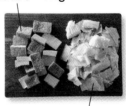

キャベツ…6.8g

材料（3人分）

キャベツ——200g
厚揚げ——200g
A
　酒（糖質ゼロ）——大さじ2
　濃口しょうゆ——大さじ1
　みそ・ラカントS（顆粒
　　タイプ）——各小さじ2
　すりおろししょうが・
　　うま味調味料——各少々
ごま油——適量
酒（糖質ゼロ）——大さじ1

作り方

1　キャベツは食べやすい大きさに切る。厚揚げは厚さを半分に切り、食べやすい大きさに切る。
2　ボウルにAを入れ、よく混ぜる。
3　フライパンにごま油を中火で熱し、厚揚げを並べる。焼き目がついたら上下を返し、反対側にも焼き目をつける。
4　3にキャベツを加え、酒を回しかけたら蓋をする。弱めの中火で5分ほど蒸し焼きにしたら、全体を軽く混ぜ、2を加えて強めの中火で全体にからめる。

低糖質 POINT

厚揚げはボリュームがあるのに低糖質

厚揚げは高たんぱくで、コクもあるので食べ応え満点。カルシウムや鉄も多く含むので、栄養面でも◎。

人気のにらレシピ

中華料理に欠かせないにらは、ごま油との相性が抜群！
食欲をそそる香りと味つけで、朝のスープから夜のおつまみまで、大活躍の食材です。

BEST 1 にらの豚バラ巻き

主な食品の糖質量

豚バラ薄切り肉…0.0g

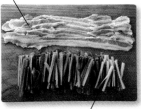

にら…1.3g

**パクパク食べられる！
ヘルシーおつまみ**

材料 （2人分）

にら——1束（100g）
豚バラ薄切り肉——200g
塩・こしょう——各少々
酒（糖質ゼロ）——大さじ1
ごま油——適量

A
水——大さじ1
濃口しょうゆ——小さじ1
豆板醤・鶏がらスープの素・
ラカントS（液体タイプ）——各小さじ1/2
すりおろしにんにく・うま味調味料——各少々

白すりごま——適量

作り方

1 にらは6〜7cm幅に切り、根元と葉の部分に分ける。豚肉は長いものは半分に切り、15cmほどの長さにする。

2 豚肉に塩、こしょうをふり、にらの根元と葉をバランスよくのせ、手前からきつめに巻く。

3 フライパンにごま油を中火で熱し、2の巻きとじを下にして並べる。焼き目がついたら上下を返し、反対側にも焼き目をつける。酒を回しかけたら蓋をする。弱火で4分ほど蒸し焼きにしたら、器に盛る。

4 3のフライパンにAを加え、強めの中火でとろみがつくまで混ぜながら煮詰める。

5 3に4をかけ、白すりごまをふる。

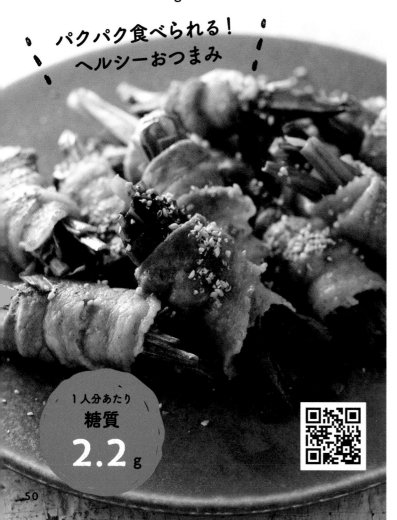

1人分あたり
糖質
2.2 g

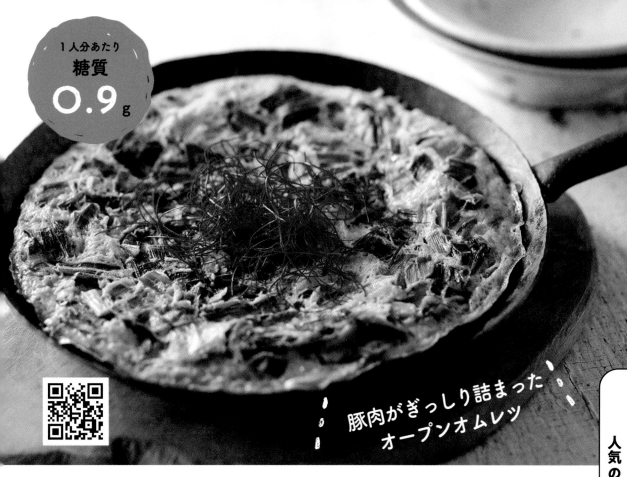

1人分あたり
糖質
0.9g

豚肉がぎっしり詰まった
オープンオムレツ

BEST 2 豚にら玉

主な食品の糖質量

にら…0.7g　　豚こま切れ肉
　　　　　　　　　…0.2g

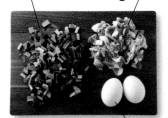

卵…0.6g

低糖質POINT

豚肉&にらで
食べ応え・栄養・スタミナ満点！

豚肉に多く含まれるビタミンB1とにらのアリシンは、
疲労回復の効果を継続させる組み合わせ！

材料 （3人分）

にら——1/2束（50g）
豚こま切れ肉——100g
卵——3個
A｜鶏がらスープの素——小さじ1
　｜塩・こしょう——各少々
ごま油・糸唐辛子——各適量

作り方

1　にらと豚肉は1cm幅に切る。

2　ボウルに卵を割り入れ、溶きほ
　ぐす。1、Aを加えて全体を混
　ぜる。

3　フライパンにごま油を弱火で熱
　し、2を流し入れて平らになら
　す。蓋をして、弱火で10分ほ
　ど蒸し焼きにする。上下を返し、
　蓋をしてさらに2分蒸し焼きに
　し、もう一度上下を返す。

4　器に盛り、糸唐辛子をのせる。

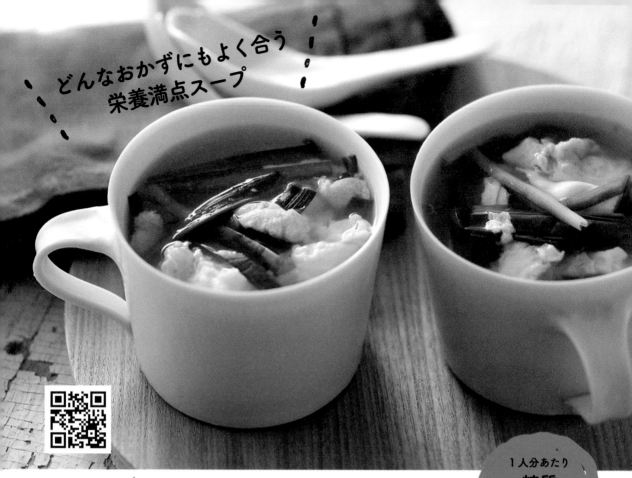

どんなおかずにもよく合う
栄養満点スープ

1人分あたり
糖質
1.5 g

BEST 3 にら玉スープ

主な食品の糖質量

にら…0.7g 卵…0.4g

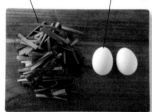

材料（3人分）

にら——1/2束（50g）
卵——2個

A
水——500㎖
鶏がらスープの素
　　——大さじ1
塩・こしょう・
　うま味調味料——各少々

ごま油——適宜

作り方

1 にらは5〜6cm幅に切る。

2 ボウルに卵を割り入れ、軽く溶きほ
　ぐす。

3 鍋にAを入れ、煮立たせる。弱火に
　して2を回し入れ、30秒ほどして
　卵が軽く固まってきたら、大きくゆ
　っくりとかき混ぜる。1を加え、蓋
　をして1分ほど煮る。

4 器に盛り、お好みでごま油をかける。

低糖質POINT

朝食にもピッタリの低糖質スープ

たんぱく質がとれる卵スープに、にらで香りをプラス。
にらには、ミネラルや食物繊維も含まれていて◎。

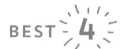

BEST 4

にらともやしのごまナムル

主な食品の糖質量

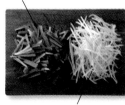

にら…1.3g

もやし…2.6g

材料（2人分）

にら——1束（100g）
もやし——1袋

A
ごま油——大さじ1と1/2
白すりごま——大さじ1
濃口しょうゆ・鶏がらスープ
の素——各小さじ2
すりおろししょうが・すり
おろしにんにく——各少々

塩・こしょう——各少々
白いりごま・ごま油——各適量

作り方

1 にらは5〜6cm幅に切る。
2 ボウルにAを入れ、よく混ぜる。
3 耐熱ボウルにもやし、1を入れ、ラップをかけて電子レンジで3分30秒〜4分加熱する。煮汁を捨て、全体を軽く混ぜたら2を加えて和え、塩、こしょうで味をととのえる。
4 器に盛り、白いりごまをふり、ごま油を回しかける。

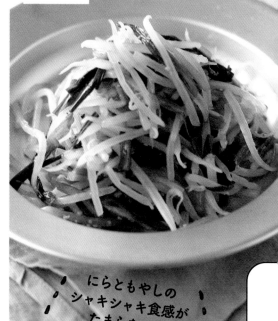

にらともやしの
シャキシャキ食感が
たまらない！

人気のにらレシピ

冷や奴や肉・魚のソテーに
のせてもおいしい！

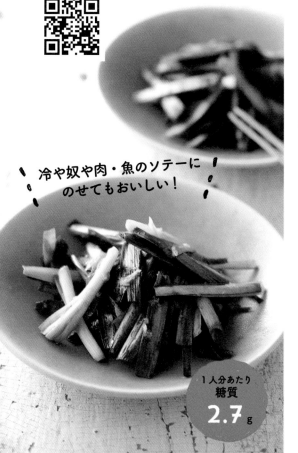

BEST 5

にらのにんにく漬け

主な食品の糖質量

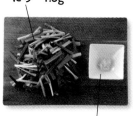

にら…1.3g

にんにく…2.1g

材料（2人分）

にら——1束（100g）

A
にんにく（すりおろし）
——1かけ分
ごま油——大さじ1
鶏がらスープの素
——小さじ1
濃口しょうゆ——小さじ1/2
粉唐辛子——小さじ1/3
うま味調味料——少々

作り方

1 にらは5〜6cm幅に切る。
2 ポリ袋に1、Aを加え、調味液が全体に回るようにもみ込む。ポリ袋の空気を抜いて口を閉じ、冷蔵庫で1日寝かせる。
*ポリ袋は2重にして保存するのがおすすめ

都道府県の名物レシピ

こんな料理も食べられる！

日本の北から南まで、ご当地にはおいしいごはんがたくさん！
具だくさんなものから、おつまみ向きなものまで、各地の美食を楽しんで。

北海道 石狩鍋風

主な食品の糖質量

生鮭…0.2g　にんじん…1.9g
キャベツ…6.8g

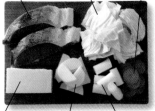

絹ごし豆腐…1.7g　大根…2.8g　長ねぎ…5.8g

材料（3人分）

生鮭（切り身）
　　——2切れ（200g）
キャベツ ——200g
にんじん ——30g
大根 ——100g
絹ごし豆腐 ——150g
長ねぎ ——100g

A｜ 酒（糖質ゼロ）・みそ ——各大さじ2
　｜ ラカントS（顆粒タイプ）——小さじ2
　｜ 和風だしの素・うま味調味料・塩・
　｜ こしょう ——各少々

水 ——500mℓ

作り方

1 キャベツは食べやすい大きさに切り、にんじんは3〜4mm厚さに切る。大根は5mm厚さの半月切りにし、豆腐は食べやすい大きさに切る。長ねぎは5cm幅に切る。

2 ボウルにAを入れてよく混ぜ、水を加え、さらによく混ぜる。

3 鍋に1、鮭、2を入れ、アルミホイルの蓋をかぶせて弱めの中火で15分ほど煮込む。

低糖質POINT

たんぱく質と野菜がたっぷり食べられる

お鍋は野菜がたっぷりなので、ヘルシーに作りやすい！石狩鍋風では鮭でたんぱく質がしっかりとれます。

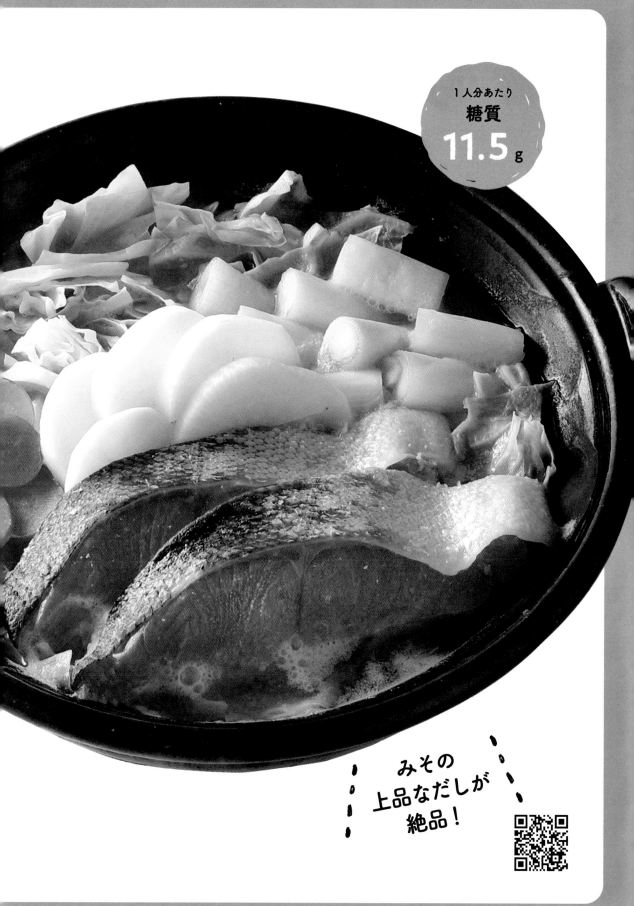

みその
上品なだしが
絶品！

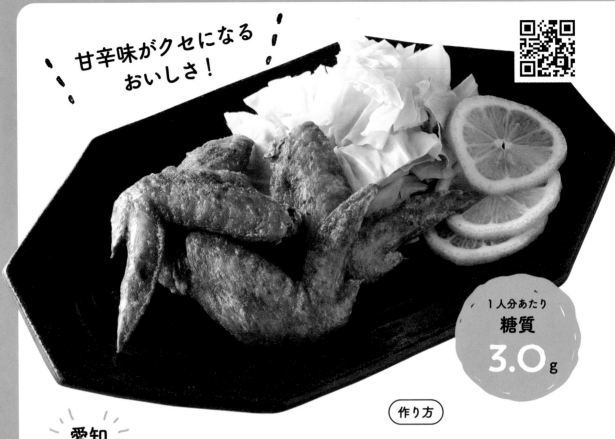

甘辛味がクセになる
おいしさ！

1人分あたり
糖質
3.0g

愛知

名古屋名物手羽先

主な食品の糖質量

鶏手羽先…0.0g

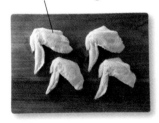

材料（2人分）

鶏手羽先——250g

A
濃口しょうゆ——小さじ2
酒（糖質ゼロ）——小さじ1
ラカントS（顆粒タイプ）
——小さじ1/2

揚げ油・こしょう——各適量
キャベツ（食べやすい大きさ）・
レモン（輪切り）——各適量

低糖質POINT

つい食べ過ぎても低糖質だから安心！

鶏肉の糖質は低く、甘辛味もラカントSを使っているので、食べ過ぎても大丈夫。お酒は、低糖質な蒸留酒を。

作り方

1 鶏手羽先はペーパータオルで水分をしっかりと拭き取る。

2 ボウルにAを入れ、よく混ぜる。ラップをかけ、電子レンジで30秒加熱する。

3 鍋に10cm深さの揚げ油を150度に熱し、1の皮目を下にして3分ほど揚げる。上下を返したらさらに2分揚げ、バットに上げ、4分ほどおく。

4 3の揚げ油を180度に熱し、3の鶏手羽先を入れ、1分ほど揚げたら、バットに上げる。

5 4に2をハケで塗り、こしょうをふる。

6 器に5を盛り、キャベツ、レモンを添える。

浪花の肉吸い風

主な食品の糖質量

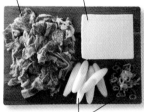

牛切り落とし肉…1.4g

絹ごし豆腐…3.3g

長ねぎ…8.7g

材料 （4人分）

牛切り落とし肉（バラ肉など）
——400g
長ねぎ——150g
絹ごし豆腐——300g
水——1600mℓ

A
濃口しょうゆ——大さじ3
ラカントS（液体タイプ）
——大さじ2
酒（糖質ゼロ）——大さじ1
和風だしの素・
うま味調味料——各少々

七味唐辛子——適量

作り方

1 長ねぎは白い部分を7〜8cm幅の斜め切りにし、青い部分は小口切りにする。豆腐は食べやすい大きさに切る。

2 鍋に水、牛肉を入れて沸騰させる。アクを取り除き、斜め切りにした長ねぎ、Aを加える。5分ほど煮込んだら豆腐を加えて全体を混ぜる。

3 器に盛り、小口切りにした長ねぎをのせ、七味唐辛子をふる。

低糖質POINT

汁を残さず食べても大丈夫！

飲み干してしまうスープも、糖質を限りなく抑えているので、最後の一滴まで楽しめます。

肉とだしの旨みがたまらないおいしさ！

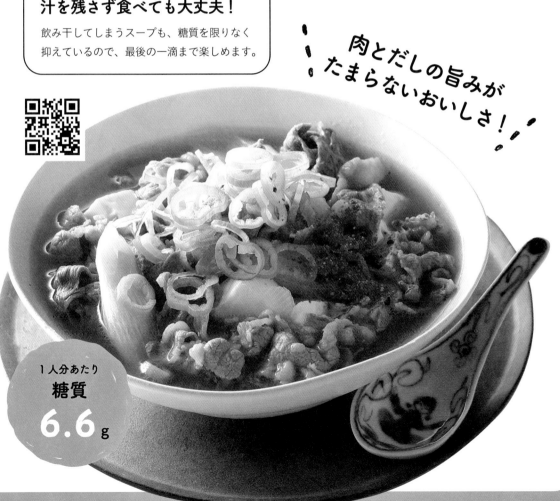

1人分あたり
糖質
6.6g

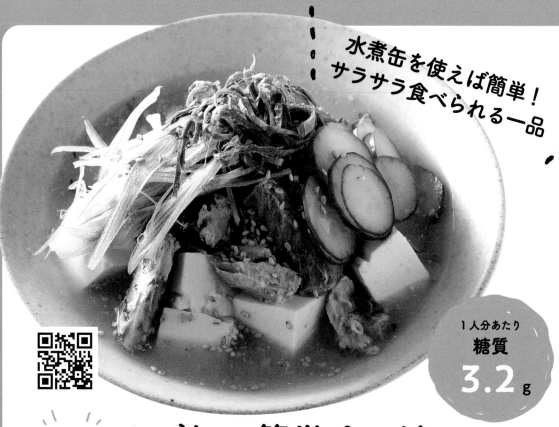

水煮缶を使えば簡単！
サラサラ食べられる一品

1人分あたり
糖質
3.2 g

宮崎 さば缶の簡単冷や汁

主な食品の糖質量

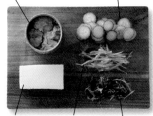

きゅうり…1.0g

さば水煮缶…0.2g

絹ごし豆腐
…2.2g

みょうが
…0.1g

青じそ…0.0g

材料 （3人分）

さば水煮缶 —— 1缶
きゅうり —— 1/2本
みょうが —— 1個
青じそ —— 5〜6枚
絹ごし豆腐 —— 1/2丁（200g）

A
みそ —— 大さじ1と1/2
白すりごま —— 大さじ1
めんつゆ（糖質オフ）
　—— 小さじ2
すりおろししょうが
　—— 少々

冷水 —— 400mℓ
白いりごま —— 適量

作り方

1 きゅうりは板ずりをし、2〜3
mm幅の輪切りにする。みょうが
は縦半分に切り、せん切りにす
る。青じそはせん切りにする。

2 豆腐は厚さを半分に切り、食べ
やすい大きさに切る。

3 ボウルに汁ごとのさば缶、Aを
入れて混ぜ、冷水を加えてさら
に混ぜる。ラップをかけ、冷蔵
庫で2時間以上冷やす。

4 器に2を盛り、3をかけ、1を
のせ、白いりごまを散らす。

低糖質 POINT

良質たんぱく質とDHA&EPAがたっぷり！

さば缶は骨ごと食べられるので、栄養が満点。缶汁にも栄養が
溶けているので、一緒に使いましょう。

沖縄 さっぱりゴーヤチャンプル

主な食品の糖質量

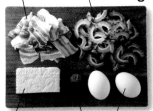

豚バラ薄切り肉…0.6g
ゴーヤ…1.3g
木綿豆腐…0.8g
卵…04g
梅干し…0.6g

材料 （3人分）

ゴーヤ——1/2本（100g）
梅干し——1個
木綿豆腐——1/2丁（200g）
豚バラ薄切り肉——200g
卵——2個
ラード——少々

A|酒（糖質ゼロ）・濃口しょうゆ——各大さじ1
和風だしの素・ごま油・かつお節——各少々

かつお節——適量

作り方

1 ゴーヤは縦半分に切り、ワタをきれいに取り除く。4～5mm幅に切り、塩（分量外）でもみ、さっと洗ったら30分ほど塩水（分量外）に浸し、水けをきる。梅干しは種を取り除いて叩く。豚肉は5cm幅に切る。

2 豆腐はペーパータオルで包み、耐熱皿にのせ、電子レンジで1分ほど加熱し、水きりをする。厚さを半分に切り、食べやすい大きさに切る。

3 ボウルに卵を割り入れ、溶きほぐす。

4 フライパンにラードを中火で熱し、2、豚肉を焼き目がつくまで焼く。ゴーヤ、A、梅干しを加えてさっと炒めたら、3を回しかける。

5 器に盛り、かつお節をふる。

低糖質POINT

豚肉とかつお節の旨みで調味料はシンプルでOK！

豚肉はバラの部位を使い、脂の旨みをいかした味わいに。最後にかつお節をたっぷりとのせて、風味も抜群です。

ゴーヤの苦みと
梅干しのさっぱり感が合う！

1人分あたり
糖質
2.0g

誰でも作れる！
簡単調理のポイント①

本書のレシピはどれも本当に簡単なものばかり！
masa さんに簡単でおいしい料理を完成させるポイントを教えてもらいました。

スーパーで手に入る シンプルな 材料＆調味料を使う

masaさんが作る料理はどれも簡単なものばかり！ ポイントは、近所のスーパーで手に入るシンプルな材料や調味料を使うこと。あれ作ろう！と思ったときに、手に入らない材料や調味料だらけでは、モチベーションも下がってしまいます。低糖質の材料や調味料はスーパーでも手に入りやすくなっているので安心してOKです。

複雑になりすぎない ように工程は シンプルに

たくさんの材料を切り、豚肉や野菜を揚げ、その後に炒め合わせて合わせ調味料を加え、仕上げにとろみをつける…という酢豚のような複雑な工程は、考えるだけで億劫になってしまうもの。すなわち、工程はシンプルが一番！切って炒めるだけ、ゆでてあえるだけ、電子レンジにかけるだけでおいしくできるものがベストなのです。

なるべく少ない材料で 作れるものを

簡単調理を実現するためには、材料を少なくするのも大切なポイント。料理が大変と感じる要因として、たくさんの材料を揃えることや切る工程が多いことが挙げられます。基本は2〜3食材ぐらいのなるべく少ない材料で作れるレシピを選ぶこと。切る手間もなく、すぐに本調理に取りかかれるので、あっという間に完成です。

火の通りやすい食材で、 パパッと作る

調理時間を短くするために、材料を少なくする、工程を簡単にするのはもちろんですが、火の通りやすい食材を使うことも重要なポイント。大根やにんじんなどの根菜を使うよりも、小松菜やもやしなどの火の通りやすい食材が◎。火の通りにくい食材を使うときは、薄切りにするなど切り方を工夫すれば、簡単＆時短調理につながります。

Part 2

簡単&激ウマ
肉レシピ

低糖質でコッテリ&ガッツリしたものを食べたいときは、
やっぱり肉料理が一番！　糖質制限しているとは思えない、
味もボリュームも大満足のバラエティー豊かなおかずをたっぷり紹介！
工夫すれば、ガッツリおいしく糖質制限できるのが嬉しい！

低糖質なのに、コッテリ！

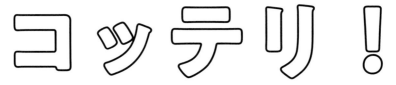

糖質制限をしていても、無性に食べたくなる衝動が…。
そんなときは、コッテリ味で満足感を高めると◎。
糖質制限は継続が大切なので、我慢をしない食事を楽しみましょう。

- -

ガリバタ豚バラキャベツ

主な食品の糖質量

豚バラ薄切り肉
…0.0g

すりおろし
にんにく…2.1g

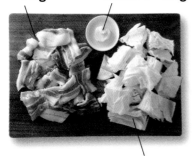

キャベツ…6.8g

材料 （2人分）

キャベツ——200g
豚バラ薄切り肉——200g
オリーブオイル——適量
塩・こしょう——各少々
A｜
　酒（糖質ゼロ）
　　　——大さじ2
　濃口しょうゆ・
　鶏がらスープの素
　　　——各小さじ2
すりおろしにんにく
　　——2かけ分
バター——20g

作り方

1　キャベツと豚肉は食べやすい大きさに切る。

2　フライパンにオリーブオイルを中〜強火で熱し、豚肉、塩、こしょうを入れて焼く。焼き目がついたら、キャベツ、A、すりおろしにんにくを加え、蓋をして弱火で5分ほど加熱する。バターを加え、全体を混ぜ合わせる。

　　豚バラ肉をカリッとするまで焼き目をつけたあと、キャベツを加えると旨みがしみ込む

低糖質 POINT

キャベツがどっさり食べられる！

カサ増しに欠かせないキャベツは、生のままだと量が食べられず、すぐにお腹が空いて、間食につながってしまいます。キャベツは加熱してくったりとさせて、たっぷり食べるのがおすすめ。栄養は水溶性なので、ゆでるよりもレンチンやさっと炒めるのが◎。

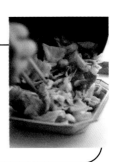

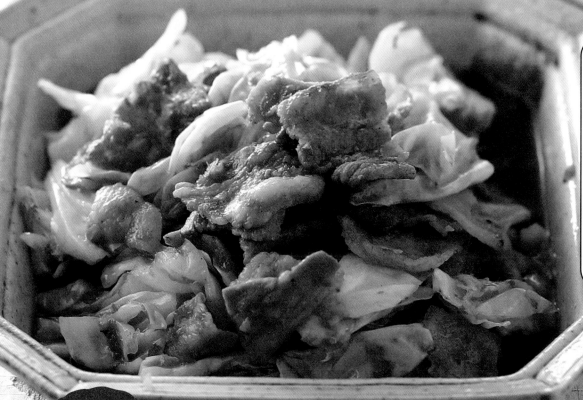

ウマすぎ注意!
にんにくとバターの
最強コンビ

低糖質なのに、コッテリ!

1人分あたり
糖質
6.1 g

鶏むね肉の甘酢マヨ

主な食品の糖質量

鶏むね肉…0.5g

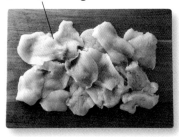

材料 （3人分）

鶏むね肉 ——500g

A │ 酒（糖質ゼロ）——大さじ2
│ 濃口しょうゆ・穀物酢 ——各大さじ1
│ ラカントS（顆粒タイプ）——小さじ2

ごま油 ——適量
塩・こしょう ——各少々
酒（糖質ゼロ）——大さじ1
葉野菜・マヨネーズ ——各適量

作り方

1 鶏肉は余分な脂と皮を取り除き、そぎ切りにする。

そぎ切りにするとしっとりやわらかい食感になる

2 ボウルにAを入れ、よく混ぜる。

3 フライパンにごま油を中火で熱し、1、塩、こしょうをふってさっと炒め、酒を入れて蓋をし、5分ほど焼く。上下を返し、2を加え、強めの中火で煮詰める。

蒸し焼きにすることで、さらにふっくら、しっとり食感に

4 器に葉野菜を盛り、3をのせ、マヨネーズをかける。

低糖質 POINT

甘酢もラカントSを使えば糖質オフ！

さっぱりとした甘酢は、一見ヘルシーな感覚になりますが、実は糖質がかなり高め。手作りの甘酢なら、砂糖をラカントSで作れるので安心です。疲れているときにしみ渡る酢の酸味を楽しんで。

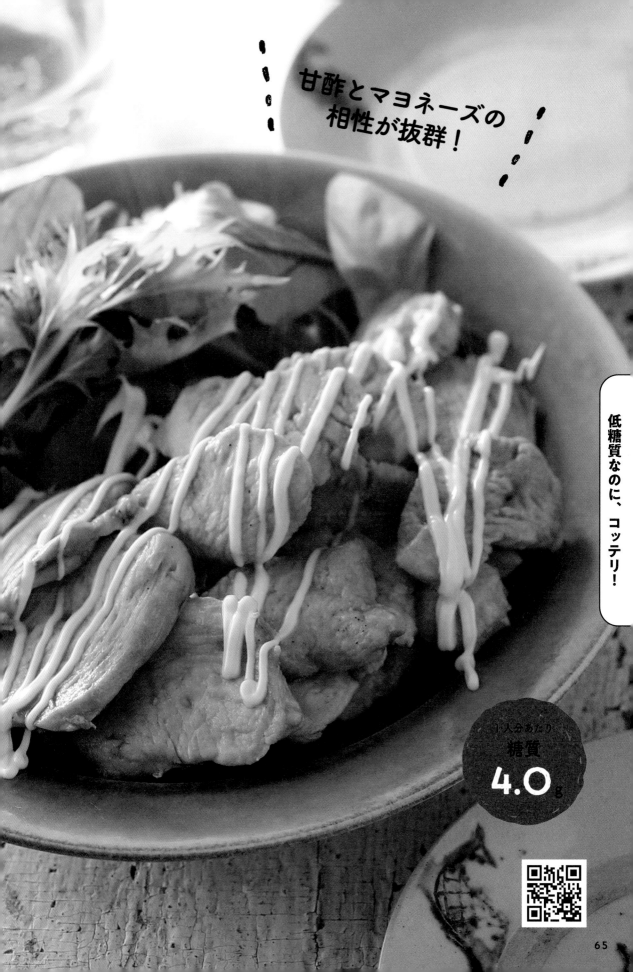

甘酢とマヨネーズの
相性が抜群！

低糖質なのに、コッテリ！

1人分あたり
糖質
4.0g

牛肉とチンゲン菜の
オイスターソース炒め

主な食品の糖質量

牛切り落とし肉
…0.7g

チンゲン菜
…0.8g

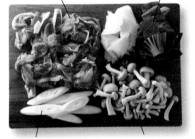

長ねぎ…2.9g　　しめじ…2.7g

材料 （3人分）

牛切り落とし肉（バラ肉など）——200g

しめじ——1袋

長ねぎ——50g

チンゲン菜——1株（100g）

A
| 水——大さじ1
| オイスターソース——小さじ2
| 濃口しょうゆ・鶏がらスープの素・
| 豆板醤——各小さじ1
| すりおろしにんにく——少々

ごま油——適量

塩・こしょう——各少々

作り方

1 しめじは石突きを切り落とし、手でほぐす。長ねぎは5mm幅の斜め切りにし、軽くほぐす。チンゲン菜は茎はそぎ切りにし、葉は食べやすい大きさに切る。牛肉は食べやすい大きさに切る。

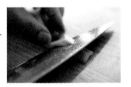

チンゲン菜の茎の部分はそぎ切りにして、食べやすくする

2 ボウルにAを入れ、よく混ぜる。

3 フライパンにごま油を中〜強火で熱し、牛肉、塩、こしょうを入れてさっと焼き、一度取り出す。

4 3のフライパンにチンゲン菜の茎を入れ、蓋をして弱〜中火で3分ほど蒸し焼きにする。ごま油、しめじ、長ねぎ、チンゲン菜の葉を加え、全体を混ぜ合わせ、3を戻し入れる。2を加え、全体に絡める。

さっと焼いた牛肉は一度取り出し、最後に戻し入れるとやわらかくてジューシーな味わいに

低糖質 POINT

中華調味料は、うまく活用して

少量で味が決まるオイスターソースに、味にパンチを与えてくれる豆板醤、ふわっと食欲そそる香りを漂わせるごま油も低糖質。しっかりとした味わいの中華調味料をうまく活用して、コッテリ味を低糖質に。

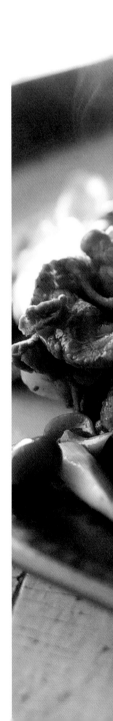

チンゲン菜の
食感が残るように、
炒める順番がコツ

低糖質なのに、コッテリ！

コンソメカツレツ

主な食品の糖質量

鶏もも肉…0.0g　鶏むね肉…0.2g

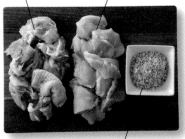

低糖質パン粉…7.5g

材料（3人分）

鶏もも肉・鶏むね肉——各200g

A
| 顆粒ブイヨン——小さじ2
| 塩・粗びき黒こしょう——各少々

低糖質パン粉——20g
オリーブオイル——適量
サニーレタス・ソース——各適量

作り方

1　鶏肉は食べやすい大きさに切り、叩く。

2　ポリ袋に1、Aを入れてもみ込む。低糖質パン粉を加え、全体にまぶすようにもみ込む。

——　下味をつけるときはポリ袋が便利。そのままパン粉を加えれば、衣もつけられる

3　フライパンにオリーブオイルを中火で熱し、2を並べ入れる。上からオリーブオイルをフライパンの1/3ほどの高さになるまで加え、揚げ焼きにする。焼き目がついたら上下を返し、アルミホイルを被せて弱火で2分ほど加熱する。アルミホイルを取り、軽く水分を飛ばす。

——　揚げ焼きなので、上からオリーブオイルをかけて両面焼くだけでOK

4　器にサニーレタスをのせ、3を盛り、ソースをかける。

低糖質POINT

低糖質パン粉で、糖質量を大幅カット！

糖質制限中に揚げ物を楽しめる低糖質パン粉は、食物繊維を含んでいたり、吸油率（揚げたときに油を吸う量）をカットできるものなどがあります。糖質オフだとはわからないほど、サクッとした食感で、糖質制限をしていない家族とも一緒に食べられます。

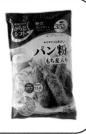

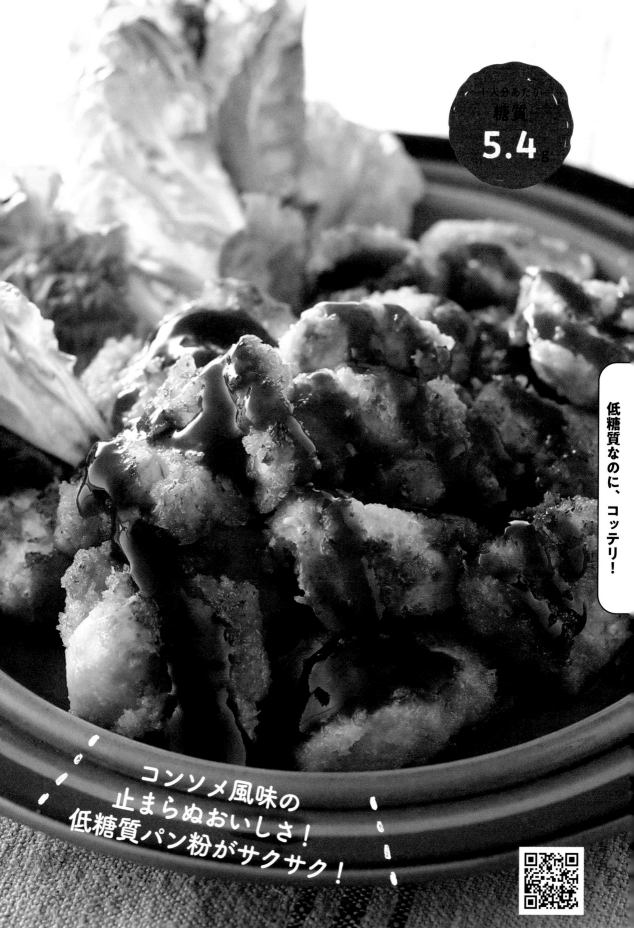

1人分あたり
糖質
5.4g

低糖質なのに、コッテリ！

コンソメ風味の
止まらぬおいしさ！
低糖質パン粉がサクサク！

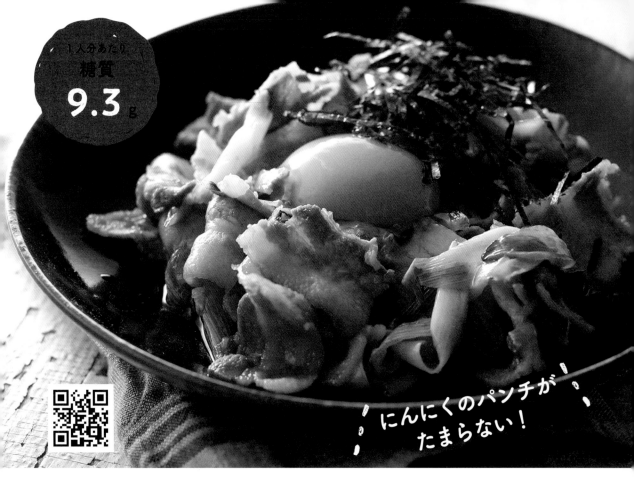

にんにくのパンチが
たまらない！

豚バラのスタミナ丼風

主な食品の糖質量

豚バラ薄切り肉…0.0g

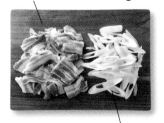

長ねぎ…2.9g

材料 （2人分）

豚バラ薄切り肉 —— 250g
長ねぎ —— 1/2本
A
　すりおろしにんにく —— 2かけ分
　酒（糖質ゼロ）—— 大さじ2
　濃口しょうゆ —— 大さじ1
　ラカントS（顆粒タイプ）・
　うま味調味料 —— 各小さじ2
ごま油 —— 適量
塩・こしょう —— 各少々
刻みのり —— 適量
卵黄 —— 1個分

作り方

1 鍋にたっぷりの湯を沸かし、5〜6cm幅に切った豚肉を弱火でゆで、ザルに上げる。

2 長ねぎは斜め薄切りにし、軽くほぐす。

3 ボウルにAを入れ、よく混ぜる。

4 フライパンにごま油を中〜強火で熱し、2をさっと炒める。1、3を加え、全体をからめ、塩、こしょうで味をととのえる。

5 器に盛り、刻みのり、卵黄をのせる。

低糖質POINT

お肉を代えてもOK！

豚バラ肉の脂は、コッテリをより楽しめますが、Aの調味料を使って、ほかのお肉で作っても美味。

激うまラザニア

主な食品の糖質量

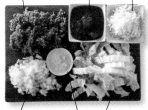

合いびき肉
…0.7g

ピザ用チーズ
…2.0g

カットトマト缶
…6.2g

玉ねぎ…3.5g　　白菜…11.4g

にんにく…2.1g

材料 （2人分）

合いびき肉——300g

白菜——600g

玉ねぎ——1/4個

にんにく——1かけ

A
| 白ワイン——大さじ2
| 顆粒ブイヨン・ウスター
| ソース——各小さじ2
| ラカントS（顆粒タイプ）
| ——小さじ1

塩・こしょう——各少々

カットトマト缶——200g

ローリエ——1枚

ピザ用チーズ——60g

粗びき黒こしょう——少々

作り方

1　白菜は1cm幅に切る。耐熱ボウルに入れてラップをかけ、電子レンジで10分加熱する。

2　玉ねぎ、にんにくはみじん切りにする。

3　ボウルにAを入れ、よく混ぜる。

4　フライパンにひき肉、塩、こしょうを入れ、強めの中火で炒め、余分な脂はペーパータオルで拭き取る。2、カットトマト、3を加えて炒め合わせ、ローリエを加え、蓋をして中火で4分ほど煮込む。蓋を外し、全体を混ぜ合わせる。

5　耐熱皿に1を入れ、4を平らにのせ、ピザ用チーズを散らし、粗びき黒こしょうをふる。250度のオーブントースターで8〜10分焼く。

低糖質なのに、コッテリ！

低糖質POINT

白菜をパスタに見立てて食べ応えアップ！

白菜は細切りにして、食感をしっかり残すことで食べ応えアップ。みずみずしい食感にハマること間違いなし！

たっぷりの白菜で糖質大幅カットのラザニアが叶う！

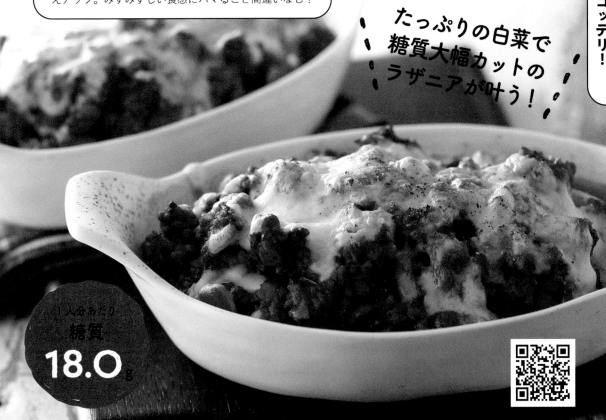

1人分あたり
糖質
18.0g

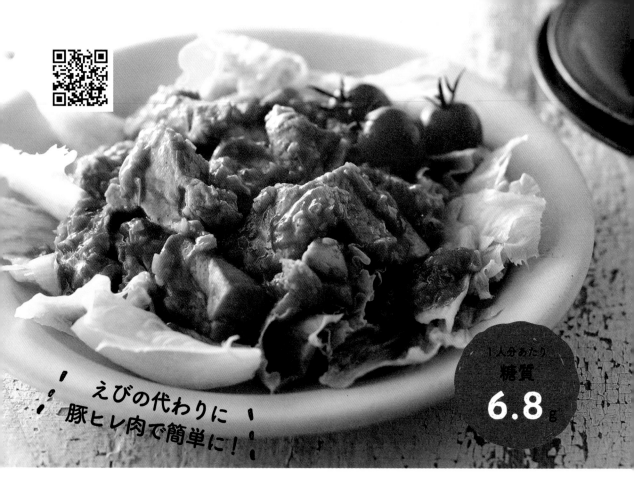

えびの代わりに
豚ヒレ肉で簡単に！

1人分あたり
糖質
6.8g

豚ヒレ肉のチリソース

主な食品の糖質量

豚ヒレ肉
…0.4g
　　　　長ねぎ…5.8g

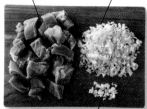

にんにく…2.1g

低糖質 POINT

トマトケチャップは糖質ハーフを使って

トマトケチャップは糖質が高いので、糖質ハーフのものを使うのがベスト。酢を加えて、酸味を調整して。

材料 （3人分）

豚ヒレ肉──350g
長ねぎ──100g
にんにく──1かけ

A
トマトケチャップ（糖質ハーフ）・酒（糖質ゼロ）・水──各大さじ2
鶏がらスープの素・豆板醤・濃口しょうゆ──各小さじ1
穀物酢──小さじ1/2
すりおろしにんにく・すりおろししょうが・うま味調味料──各少々

ごま油──適量
塩・こしょう──各少々
レタス・ミニトマト──各適量

作り方

1 豚肉は食べやすい大きさに切る。長ねぎとにんにくは粗みじん切りにする。

2 ボウルにAを入れ、よく混ぜる。

3 フライパンにごま油、にんにくを入れ、弱火でじっくりと炒める。にんにくの香りが立ったら、豚肉、塩、こしょうを加え、両面に焼き色がつくまで焼く。

4 3に長ねぎ、2を加え、蓋をして弱めの中火で7分蒸し焼きにする。蓋を外し、強めの中火でとろみがつくまで煮詰める。

5 器にレタスを敷き、4を盛り、ミニトマトを添える。

やみつきバーベキューチキン

主な食品の糖質量

鶏手羽元…0.0g

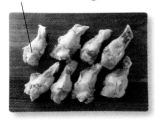

材料 （3人分）

鶏手羽元——8本（500g）

A
- トマトケチャップ
  （糖質ハーフ）・酒（糖質ゼロ）
  ——各大さじ2
- ウスターソース・ラカントS
  （液体タイプ）——各大さじ1
- 濃口しょうゆ——小さじ1
- すりおろしにんにく・うま味調味料
  ——各少々

作り方

1 ポリ袋に鶏手羽元、Aを入れ、よくもみ込む。袋を2重にして、冷蔵庫で1晩寝かす。

2 天板にアルミホイルを敷き、1を並べ、250度のオーブントースターで15分ほど焼く。1の漬けダレを塗り、さらに10分ほど焼く。あればバーナーで表面を炙る。

低糖質POINT

コッテリ味の調味料も低糖質に

子どもから大人まで大好きなバーベキュー味も、糖質の低い調味料を使って低糖質を実現！

前日に漬け込んだ、
しっかり味がおいしい！

低糖質なのに、コッテリ！

1人分あたり
糖質
5.0g

低糖質なのに、

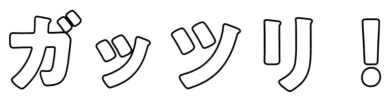

ガッツリ！

とにかく量をモリモリ食べたい！というときは、
低糖質・高たんぱくな鶏肉でボリューミーに仕上げたり、
こんにゃくでカサ増しをして、たっぷりと召し上がれ！

チキンのガーリックトマト煮

主な食品の糖質量

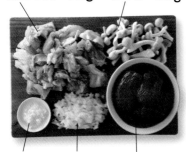

鶏もも肉…0.0g　　しめじ…2.7g

にんにく…2.1g　　玉ねぎ…1.7g　　ホールトマト缶…6.2g

材料 （3人分）

鶏もも肉——400g
しめじ——1袋
にんにく——2かけ
玉ねぎ——1/8個
オリーブオイル——適量
水——150ml
ホールトマト缶——200g
A　顆粒ブイヨン
　　——小さじ2
　塩・こしょう
　　——各少々
ローリエ——2枚
塩・こしょう——各少々

作り方

1 しめじは石づきを切り落とし、軽くほぐす。にんにくはみじん切りにし、玉ねぎは粗みじん切りにする。鶏肉は余分な脂と皮を取り除き、食べやすい大きさに切る。

2 フライパンにオリーブオイル、にんにくを入れ、弱火でじっくりと炒める。にんにくの香りが立ったら、鶏肉の皮目を下にして焼く。焼き目がついたら上下を返し、玉ねぎ、しめじ、水、ホールトマトを加える。トマトを崩しながら全体を混ぜ合わせ、A、ローリエを加えてさらに混ぜたら、蓋をして5分ほど煮込む。塩、こしょうで味をととのえる。

皮目をカリッと焼いて脂を出してから、野菜を加えて煮込むと旨みがアップ！

低糖質POINT

ボリューム満点なのに低糖質の一品！

鶏肉はたっぷり400ｇ。トマト缶でコクのある味わいに！　具だくさんでガッツリいけちゃう1品。玉ねぎは糖質がやや高めなので、香りと甘みづけ程度に加えるのがポイント。

トマト缶を使った濃厚で
具だくさんなボリュームおかず

低糖質なのに、ガッツリ！

1人分あたり
糖質
5.1 g

75

ドリア風グラタン

主な食品の糖質量

ピザ用チーズ…2.0g
鶏もも肉…0.0g　低糖質豆乳…1.5g

木綿豆腐…1.4g　　しめじ…2.7g
玉ねぎ…6.9g

材料 （3人分）

玉ねぎ —— 1/2個
しめじ —— 1袋
鶏もも肉 —— 150g
木綿豆腐 —— 1丁（350g）
バター —— 20g
塩・こしょう —— 各少々
薄力粉 —— 大さじ1
低糖質豆乳 —— 100ml
顆粒ブイヨン —— 小さじ2
ピザ用チーズ —— 60g
粗びき黒こしょう —— 少々

作り方

1　玉ねぎは薄切りにする。しめじは石づきを切り落とし、軽くほぐす。鶏肉は余分な脂と皮を取り除き、1.5cm角に切る。

2　フライパンに豆腐を入れ、強火で豆腐を細かく崩しながら乾いりをし、パラパラになるまで水分を飛ばす。

3　耐熱容器に2を平らに入れる。

豆腐はごはんの代わりなので、細かく崩してしっかりと水分を飛ばして

4　フライパンにバターを中火で熱し、鶏肉、玉ねぎ、塩、こしょうを入れ、玉ねぎに色がつくまで炒める。しめじを加え、さっと火を通したら、薄力粉を加えて混ぜる。低糖質豆乳を加えて混ぜ、顆粒ブイヨンを加えてさらにとろみがつくまで混ぜる。

5　3の上に4を平らにのせ、ピザ用チーズをかけ、粗びき黒こしょうをふる。オーブントースターで10分焼く。

薄力粉はとろみに使う程度なので、糖質オフでもOK！

低糖質 POINT

豆腐と低糖質豆乳でグラタンもガッツリ食べられる！

豆腐と低糖質豆乳でクリーミーな味わいのグラタンに。高たんぱくで、腹持ちもバッチリです。鶏肉のほかに、食物繊維が豊富なしめじも加えて、具だくさんで食べ応えのあるグラタンに。ピザ用チーズをたっぷりかければ、コクもあり、低糖質とは気づかないほど！

1人分あたり
糖質
7.9 g

低糖質なのに、ガッツリ！

アツアツとろーり！
豆乳ホワイトソースがまろやか

77

牛肉とごぼうのすき焼き風

主な食品の糖質量

糸こんにゃく…0.2g

牛切り落とし肉…0.7g

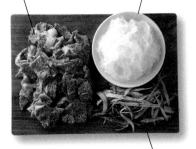

ごぼう…6.8g

材料 （3人分）

牛切り落とし肉 (バラ肉など) ——200g
塩・こしょう ——各少々
ごぼう ——1/3本 (70g)
糸こんにゃく ——1袋 (200g)
ごま油——少々

A
- 濃口しょうゆ——大さじ1と1/2
- 酒 (糖質ゼロ) ——大さじ1
- ラカントS (顆粒タイプ) ——小さじ1
- 赤唐辛子 (輪切り) ——適量

作り方

1 ごぼうは皮を軽くこそげ取り、ピーラーで薄いそぎ切りにする。糸こんにゃくは食べやすい長さに切る。　——　ごぼうのささがきより、ピーラーで薄いそぎ切りにした方がラク

2 フライパンにごま油を中〜強火で熱し、牛肉を入れて塩、こしょうをふり、ごぼうを入れて炒める。糸こんにゃく、Aを加え、汁けがなくなるまで炒める。　——　最初に牛肉とごぼうを炒めることで、旨みと香りをつける

低糖質 POINT

高糖質なすき焼きのタレも酒とラカントSで低糖質に！

市販のすき焼きのタレは砂糖が多く含まれているので、糖質制限中には厳禁です。手作りで、甘みはラカントSを使って糖質を抑えましょう。普段のすき焼きに春雨を入れる人は、要注意。春雨は糖質が高いので、糸こんにゃくを代わりに入れてヘルシーに。

濃厚なすき焼きも
糖質オフ！

低糖質なのに、ガッツリ！

1人分あたり
糖質
4.6g

ささみのチーズスティックフライ

主な食品の糖質量

おからパウダー…1.6g

鶏ささみ…0.4g

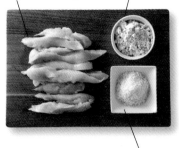

粉チーズ…0.2g

材料 （3人分）

鶏ささみ——8本（400g）
おからパウダー——大さじ3
粉チーズ——大さじ2
A｜酒（糖質ゼロ）——大さじ2
　｜塩・こしょう——各適量（多め）
　｜すりおろしにんにく——少々
揚げ油——適量
トマトケチャップ（糖質ハーフ）・
　マスタード——各適量

作り方

1　鶏ささみは筋を取り除き、縦半分に切る。

2　ポリ袋に1、Aを入れてもみ込む。　——　ポリ袋で下味をつければ、洗い物も少なくてラク！

3　ボウルにおからパウダー、粉チーズを入れて混ぜ合わせ、2にまぶす。

4　鍋に10cm深さの揚げ油を170度に熱し、3をきつね色になるまで揚げる。バットに上げて2分ほど休ませたら、200度に熱した揚げ油で30〜40秒ほど揚げる。　——　余熱で火を通し、高温でサクッと2度揚げするのがコツ！

5　器に4を盛り、トマトケチャップ、マスタードを添える。

低糖質 POINT

おからパウダーを衣にすれば、揚げ物もおいしく食べられる！

小麦粉やパン粉をまぶして揚げてしまうと糖質が高くなってしまうので、衣はおからパウダーを使って。サクッとした食感で、香ばしく仕上がるうえ、低糖質でたんぱく質もとれる優れもの。おからパウダーはハンバーグのつなぎにも使えるので、常備が◎。

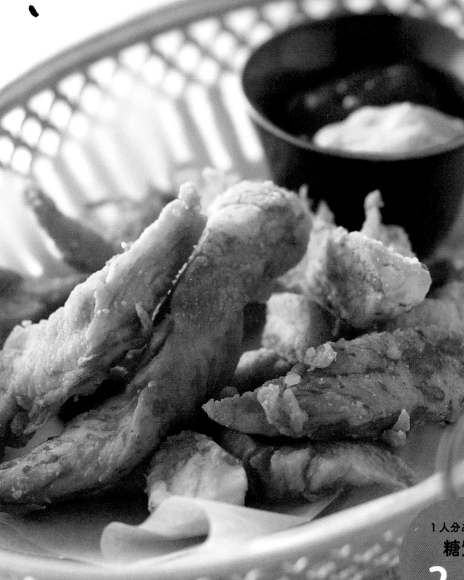

おからパウダーの
衣がサクサク！

低糖質なのに、ガッツリ！

1人分あたり
糖質
2.4g

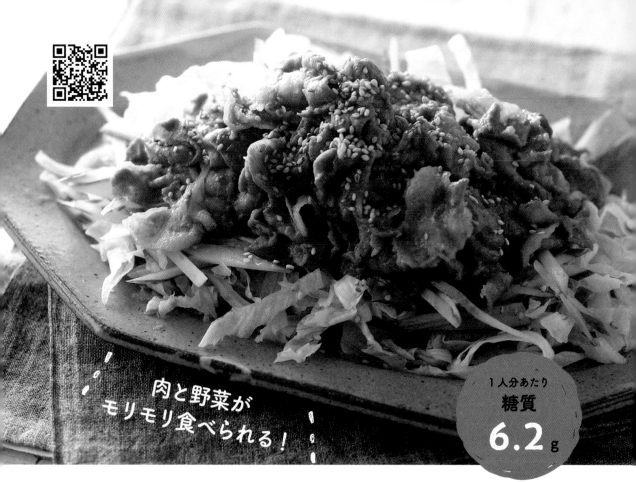

肉と野菜が
モリモリ食べられる！

1人分あたり
糖質
6.2g

豚しゃぶのダイエットサラダ

主な食品の糖質量

豚肩ロース薄切り肉…0.0g
きゅうり…1.3g

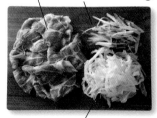

レタス…3.4g

材料 （2人分）

豚肩ロース薄切り肉——200g
レタス——200g
きゅうり——2/3本

A
|マヨネーズ——大さじ3
|濃口しょうゆ・酒
|（糖質ゼロ）——各大さじ2
|すりおろしにんにく
|　　——大さじ1
|ごま油——小さじ2
|うま味調味料——少々

白いりごま——適量

作り方

1 きゅうりは板ずりをし、せん切りにする。レタスは4〜5mm幅のせん切りにし、氷水に浸す。

2 ボウルに**A**を入れ、よく混ぜる。

3 フライパンに**2**を入れ、弱〜中火で温める。豚肉を加え、蓋をして弱火で7分加熱する。蓋を外し、全体をさっと混ぜる。

4 器に水けをきったレタス、きゅうり、**3**の順に盛り、白いりごまをふる。

低糖質POINT

ガッツリたんぱく質&食物繊維補給に！

たっぷりのレタスにごまマヨ味の豚肉をドンとのせて、
さっぱり&しっかりとした満腹感！

鶏もも肉とまいたけのクリーム煮

主な食品の糖質量

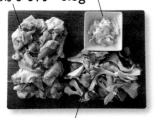

ピザ用チーズ…0.5g

鶏もも肉…0.0g

まいたけ…1.8g

材料 （3人分）

鶏もも肉——400g
まいたけ——2パック（200g）
オリーブオイル——適量

A ｜ 水・生クリーム
　　——各150㎖
　　顆粒ブイヨン
　　——小さじ2
　　ピザ用チーズ——15g

塩・こしょう——各適量

作り方

1 まいたけは軽くほぐす。鶏肉は余分な脂と皮を取り除き、一口大に切る。

2 フライパンにオリーブオイルを中火で熱し、鶏肉の皮目を下にして焼く。焼き目がついたら上下を返し、Aを加えて混ぜる。まいたけ、塩、こしょう各少々を加え、蓋をして7分ほど煮込み、塩、こしょうで味をととのえる。

低糖質POINT

生クリームでコク旨&低糖質！

糖質制限中でも、生クリームは取り入れてOK！　少量で料理が一気に本格的な味わいに！

糖質オフなのに、濃厚な洋食も！

低糖質なのに、ガッツリ！

1人分あたり
糖質
4.9g

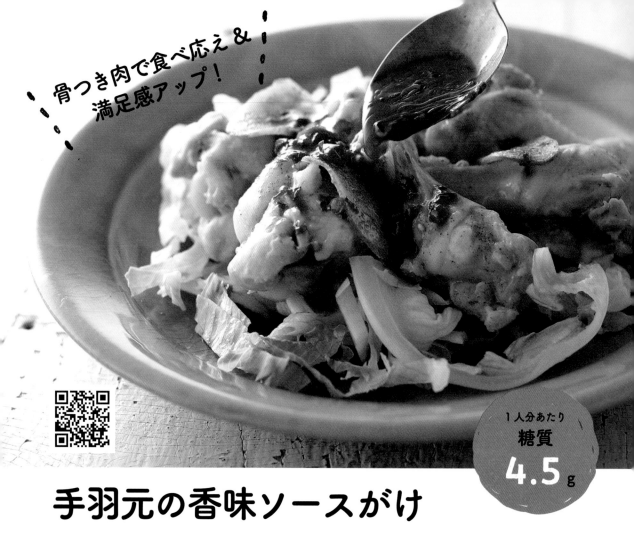

骨つき肉で食べ応え＆満足感アップ！

1人分あたり
糖質
4.5g

手羽元の香味ソースがけ

主な食品の糖質量

鶏手羽元…0.0g

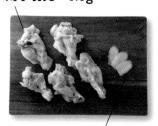

しょうが…0.5g

材料（1人分）

鶏手羽元——5本（150g）
酒（糖質ゼロ）——大さじ2
塩・こしょう——各少々
しょうが（薄切り）——2〜3枚分

A
　濃口しょうゆ——大さじ1
　オイスターソース——大さじ1/2
　穀物酢・豆板醤・ごま油
　　——各小さじ1
　うま味調味料——少々
　小ねぎ（小口切り）——適量

レタス（細切り）——適量

作り方

1 鶏手羽元は3ヶ所に切り込みを入れ、骨から身をはがす。

2 耐熱容器に1を並べ、酒、塩、こしょうをふり、しょうがをのせる。ラップをかけ、電子レンジで5分加熱する。

3 ボウルにA、2の蒸し汁大さじ1を入れ、よく混ぜる。

4 器にレタスを敷き、2を盛り、3をかける。

低糖質POINT

ガッツリ食べ応えのある手羽元はほぼ糖質ゼロ！

骨つき肉は旨みと食べ応えがあるので、満足感のある一品に。ついつい食べ過ぎても、低糖質だから安心です。

厚揚げの豚バラ巻き

主な食品の糖質量

木綿厚揚げ…0.4g

豚バラ薄切り肉…0.0g

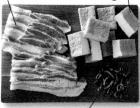

青じそ…0.0g

低糖質POINT

厚揚げに豚バラ肉を巻いてガッツリおかずの完成！

コクのある厚揚げを豚バラ肉で巻いて、甘辛ダレを絡めれば、ついついお酒もすすむ、濃い味のおかずに。

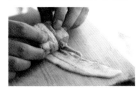

材料 （2人分）

豚バラ薄切り肉
　　——200g（8枚分）
塩・こしょう ——各少々
木綿厚揚げ——1袋（200g）
青じそ ——5枚
ごま油 ——少々
酒（糖質ゼロ） ——大さじ1
A｜
　濃口しょうゆ——大さじ1
　ラカントS（顆粒タイプ）
　　——小さじ1/2
　赤唐辛子（輪切り）
　　——適量
白いりごま ——適量

作り方

1 厚揚げは8等分に切り、青じそはせん切りにする。

2 豚肉に塩、こしょうをふり、青じそ、厚揚げをのせ、端から巻く。

3 フライパンにごま油を中火で熱し、2の巻きとじを下にして入れて焼く。焼き目がついたら上下を返し、酒を回し入れ、蓋をして弱火で3分ほど蒸し焼きにする。Aを加えて全体にからめる。

4 器に盛り、タレをかけ、白いりごまをふる。

ジュワッと広がる肉汁に青じそがさっぱり！

低糖質なのに、ガッツリ！

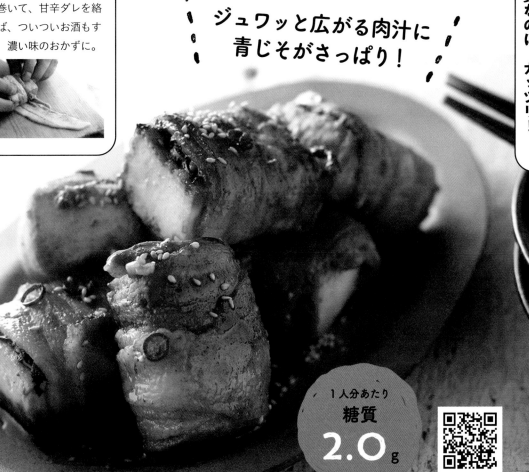

1人分あたり
糖質
2.0g

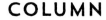

今夜の晩酌に！

5分でできる おつまみレシピ

お酒はもちろん、おつまみもおいしくて低糖質なものを用意して、
糖質制限中でも、1日の終わりはゆっくりとお酒を嗜んで。

生ハムユッケ

主な食品の糖質量

生ハム（糖質ゼロ）…0.0g
きゅうり…1.9g

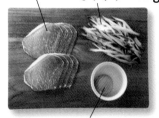

卵黄…0.0g

材料 （2人分）

生ハム（糖質ゼロ）
　　——2パック（120g）
きゅうり——1本

A | 焼肉のタレ・ごま油
　　——各小さじ1
豆板醬——小さじ1/2
すりおろしにんにく
　　——少々

卵黄——1個分
白いりごま…適量

作り方

1　生ハムは細切りにし、きゅうりは板ずりをしてせん切りにする。

2　ボウルにきゅうり、Aを入れて混ぜ合わせ、生ハムを加えたら軽く和える。

3　器に盛り、卵黄をのせ、白いりごまをふる。

生ハムに塩味あるため、味つけの焼き肉のタレは少量で糖質オフ！

低糖質POINT

生ハムは低糖質の最強食材！

旨みがギュッと詰まった生ハムも低糖質！　塩味をいかして、調味料は味をととのえる程度にするのが◎。

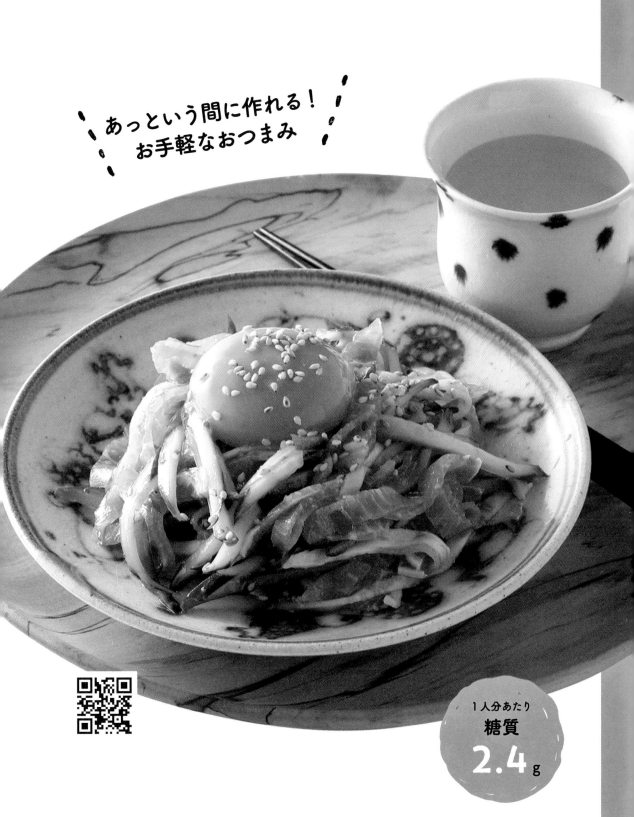

あっという間に作れる！
お手軽なおつまみ

1人分あたり
糖質
2.4g

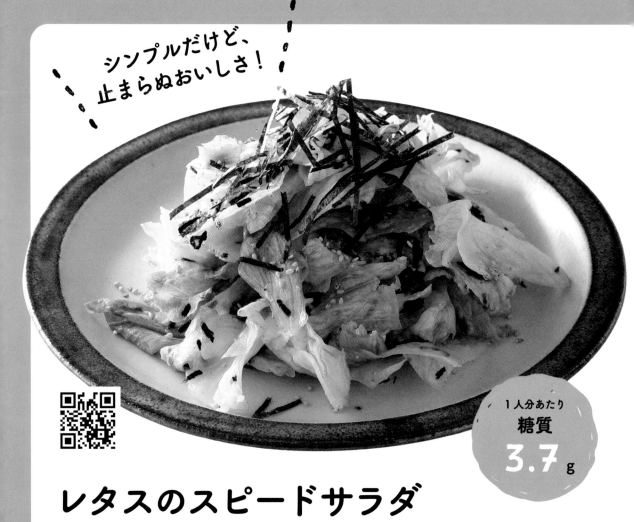

シンプルだけど、
止まらぬおいしさ！

1人分あたり
糖質
3.7g

レタスのスピードサラダ

主な食品の糖質量

レタス…4.3g

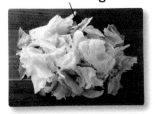

材料（2人分）

レタス——250g

A | ごま油・白いりごま
——各大さじ1
濃口しょうゆ・穀物酢・
塩——各小さじ1
ラカントS（顆粒タイプ）
——少々

刻みのり・白いりごま
——各適量

作り方

1 レタスは芯を取り除いて、食べやすい大きさにちぎり、ペーパータオルで水けを拭き取る。

2 ボウルにAを入れて混ぜ合わせ、1、刻みのりを加えてよく和えたら、塩（分量外）で味をととのえる。

3 器に盛り、刻みのり、白いりごまをかける。

低糖質POINT

ラカントSでほんのり甘みをつけて旨みをアップ！

隠し味に少量入れるラカントS。味に丸みを与えてくれるので、パクパクいけちゃうおつまみに◎。

とろとろチーズ豆腐

主な食品の糖質量

絹ごし豆腐…1.7g

低糖質豆乳…0.5g

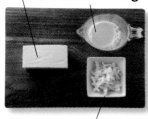

ピザ用チーズ…0.5g

材料 （1人分）

絹ごし豆腐 —— 150g
低糖質豆乳 —— 30mℓ
めんつゆ（糖質オフ／
　4倍濃縮）—— 小さじ1
ピザ用チーズ —— 15g
ラー油・白いりごま
　—— 各適量

作り方

1 耐熱皿に豆腐をのせ、低糖質豆乳、めんつゆをかけ、ピザ用チーズをのせる。

2 ラップはかけずに、電子レンジで1分30秒加熱する。

3 ラー油、白いりごまをかける。

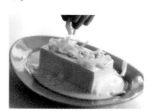

低糖質 POINT

たんぱく質がとれる簡単おつまみ

夜にお腹が空くこともしばしば。そんなときはたんぱく質がとれる豆腐で、食べ応えのあるおつまみを！

ピリリときいた
ラー油が
おいしい

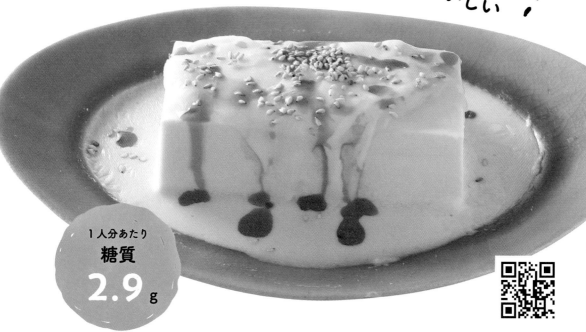

1人分あたり
糖質
2.9g

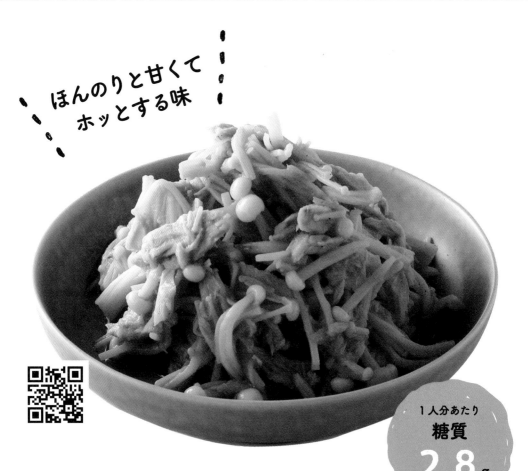

ほんのりと甘くて
ホッとする味

1人分あたり
糖質
2.8 g

ツナ缶とえのきの小鉢

えのきだけ…3.7g

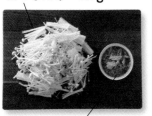

ツナ水煮缶…0.2g

材料（2人分）

えのきだけ——1袋
ツナ水煮缶——1缶
　　ごま油——小さじ2
A　濃口しょうゆ・ラカントS
　　（液体タイプ）
　　　——各小さじ1
塩・こしょう——各適量

作り方

1 えのきだけは石突きを切り落とし、半分に切り、手で軽くほぐす。

2 耐熱ボウルに**1**を入れ、ラップをかけて電子レンジで2分加熱する。

3 **2**に汁ごとのツナ缶、**A**を加え、混ぜ合わせる。塩、こしょうで味をととのえる。

低糖質POINT

ツナ缶を使うなら水煮がヘルシー！

魚の旨みがギュッと詰まったツナ缶は、低糖質で高たんぱく。糖質オフには積極的に取り入れて！

しらすと青じそのさっぱり和え

主な食品の糖質量

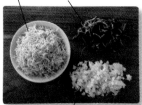

しらす干し…0.0g
青じそ…0.0g
長ねぎ…2.9g

材料（4人分）

青じそ ——15〜20枚
長ねぎ ——50g
しらす干し ——200g
A
　穀物酢 ——大さじ2
　ごま油・白いりごま
　　　——各大さじ1
　濃口しょうゆ
　　　——小さじ1

作り方

1　青じそはせん切りにし、長ねぎはみじん切りにする。

2　ボウルにしらす干し、1、Aを入れ、混ぜ合わせる。ラップをかけ、冷蔵庫で30分以上冷やす。

低糖質POINT

不足しがちなビタミンDやカルシウムがたっぷりとれる！

しらす干しは丸ごと食べられる小魚なので、栄養満点。不足しがちな栄養も補えるので、朝ごはんにも◎。

薬味がたっぷりで焼酎にぴったり！

1人分あたり
糖質
1.1 g

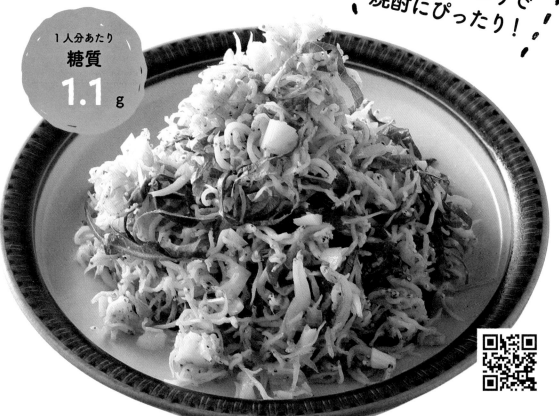

誰でも作れる！
簡単調理のポイント②

毎日のことだからこそ、パパッと作れる料理が一番。
そのために覚えておきたいヒントをご紹介します。ぜひ参考にしてください。

簡単で誰でも作れる
おいしい料理の
レパートリーを増やす

料理に苦手意識を持っていると、やる気が起きないもの。調理のコツがいるような難しい料理は、最初から外しましょう。本書のレシピでは、材料、調味料が少なく、使う道具も最小限にしているので、料理が苦手という人でも簡単に作れるものばかりです。まずは、簡単調理でもおいしくできることを実感してみてください。

包丁いらずで作れる
おかずを増やす

料理が面倒くさいと思う要因の中に、包丁を使って食材を切ることがあります。まな板を出して、包丁で食材を切る工程は、食材が多いほど大変になりますし、その都度まな板を洗う手間が発生します。包丁いらずのレシピを増やしておけば、究極に疲れて何もしたくない日でも、ラクに調理することができて、満足できるのでおすすめです。

洗い物はできるだけ
少なく、片づけもラクに

料理が面倒くさいと感じるのは、調理だけではありません。調理道具を総動員した調理のあとの後片づけは大変です。簡単調理をするなら、後片づけも簡単になるようにしましょう。使う調理道具は、フライパン1つだけ、鍋1つだけなど、1つでできるものを。食器もたくさん使うのではなく、ワンプレートで盛り合わせるとラクです。

電子レンジ＆トースター
でラクチン調理を

野菜や肉などをゆでるとき、たっぷりの水を鍋に入れて火にかけ、沸騰するまで待ちますが、その時間が実は長いのです。段取りよくできないと、時間がかかってしまいます。そんなときに便利なのが、電子レンジ。野菜の下ゆでには本当に便利。蒸し鶏なども簡単に作れます。チーズ焼きなどを作りたいときには、トースターが便利です。

Part **3**

魚介系
ロカボレシピ

低糖質で体にいい脂を含む魚は食べた方がいいけれど、
避けてしまいがち。その点、魚缶やシーフードミックスは、比較的
安く手に入れられるから、パパッと手軽に作れる時短調理に最適！
おしゃれ＆ヘルシーなおかずで糖質制限生活を満喫しましょう！

低糖質でヘルシー！魚缶レシピ

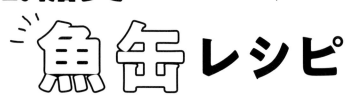

骨ごと食べられる魚缶は、栄養がたっぷり！
保存もきくので、ストック必須の食材です。
たんぱく質やカルシウムを補えて、加熱もさっとでいいから時短にも◎。

さば缶のキャベツ蒸し

主な食品の糖質量

キャベツ…6.8g

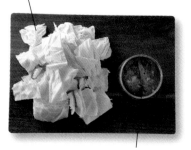

さば水煮缶…0.2g

材料 （3人分）

さば水煮缶——1缶
キャベツ——200g
鶏がらスープの素
　——小さじ2
ゆずこしょう——小さじ1
ごま油——大さじ1
白いりごま——適量

作り方

1　キャベツは食べやすい大きさに切る。

2　フライパンに1、汁ごとのさば缶、鶏がらスープの素を入れ、蓋をして弱めの中火で6〜7分蒸し焼きにする。ゆずこしょう、ごま油を加え、ゆずこしょうを溶かすように全体を混ぜ、さばは軽くほぐす。

3　器に盛り、白いりごまをふる。

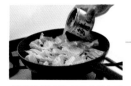

さば缶は汁ごと加えることで、旨みも栄養も丸ごと摂取できる

低糖質POINT

汁ごと加えることで、低糖質なのに大満足な味に！

さば缶は、缶詰にさばが詰められたあとに加熱されるので、汁に旨みや栄養も溶け込んでいます。そのため調理するときは缶汁も丸ごと使いましょう。さば缶はそのままでも食べられるので、火の通りを気にせずに済み、時短に便利な食材です。

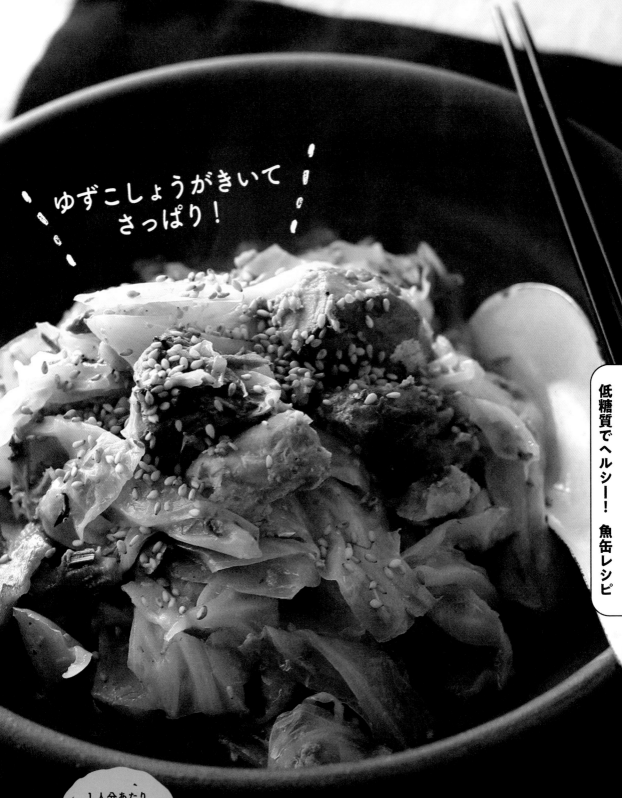

ゆずこしょうがきいて
さっぱり！

1人分あたり
糖質
3.2 g

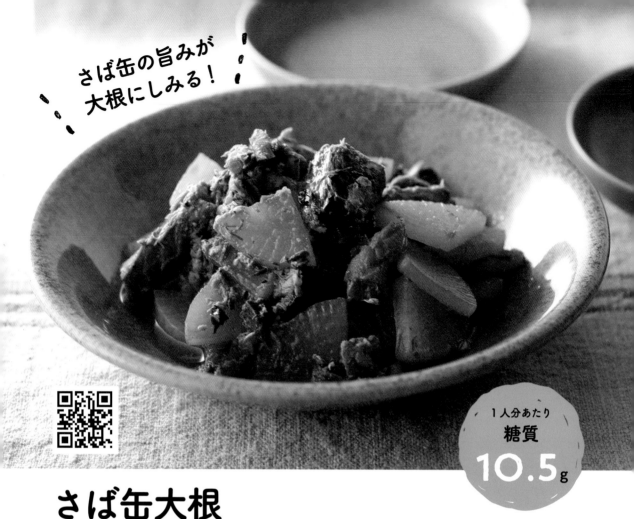

さば缶の旨みが
大根にしみる!

1人分あたり
糖質
10.5g

さば缶大根

主な食品の糖質量

大根…5.6g

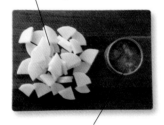

さば水煮缶…0.2g

材料（2人分）

さば水煮缶——1缶
大根——200g
ごま油——適量
水——150㎖

A｜濃口しょうゆ
　——大さじ1と1/2
　酒（糖質ゼロ）・
　ラカントS（顆粒タイプ）
　——各大さじ1

作り方

1 大根は皮をむき、5㎜厚さのいちょう切りにする。

2 フライパンにごま油を中火で熱し、1を焼き、両面に焼き目がついたら水、A、汁ごとのさば缶を加える。さばを食べやすい大きさに崩し、蓋をして10分ほど煮たら蓋を外し、軽く煮詰める。

低糖質POINT

大根にさば水煮缶の旨みがたっぷり!

大根は根菜ですが、糖質が低く、さらに低GI食品に分類されます。薄切りにすることで、煮込みの時短に。

さば缶の南蛮酢漬け

低糖質でヘルシー！ 魚缶レシピ

主な食品の糖質量

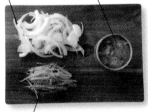

さば水煮缶…0.2g

玉ねぎ…3.5g

にんじん…3.2g

材料 （2人分）

さば水煮缶 —— 1缶
にんじん —— 50g
玉ねぎ —— 1/4個
　A
　穀物酢 —— 大さじ4
　濃口しょうゆ —— 大さじ2
　酒（糖質ゼロ）・
　ラカントS（顆粒タイプ）
　　—— 各大さじ1
赤唐辛子（輪切り）—— 適量

作り方

1 にんじんはせん切りにし、玉ねぎは薄切りにする。

2 ボウルにAを入れ、よく混ぜる。ラップはかけずに、電子レンジで1分加熱する。赤唐辛子を加え、軽く混ぜる。

3 ボウルに汁ごとのさば缶を入れ、食べやすい大きさに崩し、1、2を加えて全体を混ぜ合わせる。ラップをかけ、冷蔵庫で1時間以上冷やす。

低糖質 POINT

南蛮酢もラカントSで低糖質に！

市販の南蛮酢は、糖質が高め。手作りすることで、糖質が抑えられ、好みの味に仕上げられます。

酸味がきいた
しっかり味！

1人分あたり
糖質
12.4g

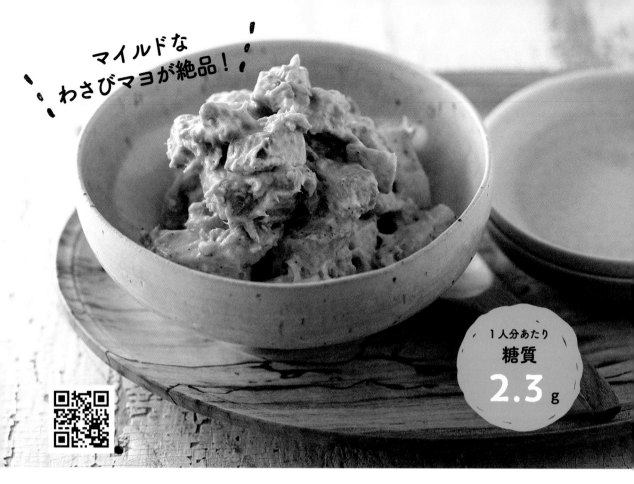

マイルドな
わさびマヨが絶品!

1人分あたり
糖質
2.3 g

ツナとアボカドのわさび和え

主な食品の糖質量

アボカド…3.5g

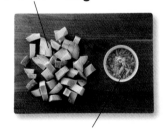

ツナ水煮缶…0.2g

材料 （3人分）

ツナ水煮缶 —— 1缶
アボカド —— 1個

A
| マヨネーズ —— 大さじ2
| 白だし —— 小さじ1
| わさび・白いりごま・
| 粗びき黒こしょう
| —— 各少々

作り方

1 アボカドは皮と種を取り除き、食べやすい大きさに切る。ツナ缶は汁けをきる。

2 ボウルに**A**を入れてよく混ぜ、**1**を加え、全体を和える。

低糖質POINT

良質な脂質を含むアボカドは低糖質!

森のバターといわれるほど濃厚なアボカドですが、実は低糖質。ツナとあわせてコッテリした味わいに。

ツナ缶で無限ブロッコリー

主な食品の糖質量

ブロッコリー…4.4g

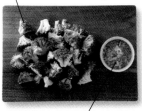

ツナ水煮缶…0.2g

材料 （3人分）

ツナ水煮缶——1缶
ブロッコリー——1株（290g）
塩——少々

A　マヨネーズ——大さじ3
　　めんつゆ（糖質オフ）
　　　——大さじ2

作り方

1 ブロッコリーは小房に分け、茎は外側の皮を取り除き、薄切りにする。

2 鍋に湯を沸かして塩を入れ、**1**を2分ほどゆでてザルに上げ、水で洗う。

3 ボウルに**A**を入れてよく混ぜ、**2**、汁けをきったツナ缶を加えて和える。

低糖質POINT

めんつゆは糖質オフのものを使うのがベスト

めんつゆやだしじょうゆは糖質が高くなりがちなので要注意。めんつゆは糖質オフのものを使うと安心です。

低糖質でヘルシー！ 魚缶レシピ

めんつゆマヨ味が
止まらぬおいしさ

1人分あたり
糖質
2.5g

低糖質でヘルシー！シーフードミックスレシピ

いかやえび、貝などが入った旨みたっぷりのシーフードミックスは、
高たんぱくで低糖質なので、糖質制限にぴったりの食材。冷凍庫に常備しておくのがおすすめです。

にらとシーフードのお好み焼き風

主な食品の糖質量

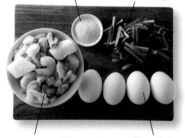

オオバコ粉（サイリウム）
…2.0g

にら…1.3g

シーフードミックス
…3.8g

卵…0.8g

材料 （2枚分）

シーフードミックス（冷凍）
　──1袋（290g）
にら──1/2束
卵──4個
オオバコ粉（サイリウム）
　──4g
鶏がらスープの素
　──小さじ2
ごま油──適量
ソース・マヨネーズ・
　かつお節・青のり・
　一味唐辛子──各適量

作り方

1 にらは3〜4cm幅に切り、解凍したシーフードミックスはペーパータオルで水けを拭き取る。

2 ボウルに卵を割り入れ、溶きほぐす。オオバコ粉を加えてさらに混ぜ、1、鶏がらスープの素を加え、全体を混ぜ合わせる。

3 フライパンにごま油を弱火で熱し、2を半量流し入れ、蓋をして6分ほど蒸し焼きにする。上下を返し、再度蓋をしてさらに3分ほど焼く。蓋を外し、中火で水分を飛ばすように焼き、もう一度上下を返す。これをもう1枚作る。

4 器に盛り、ソース、マヨネーズ、かつお節、青のり、一味唐辛子をかける。

低糖質 POINT

オオバコ粉は食物繊維が豊富で糖質はほぼゼロ！

オオバコ粉の成分は主に食物繊維。もっちりとした食感が粉物に近く、満腹感が得られます。小麦粉や片栗粉の代用として◎。

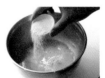

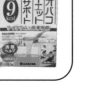

溶き卵にオオバコ粉を加えることで、もちもちとした食感になる

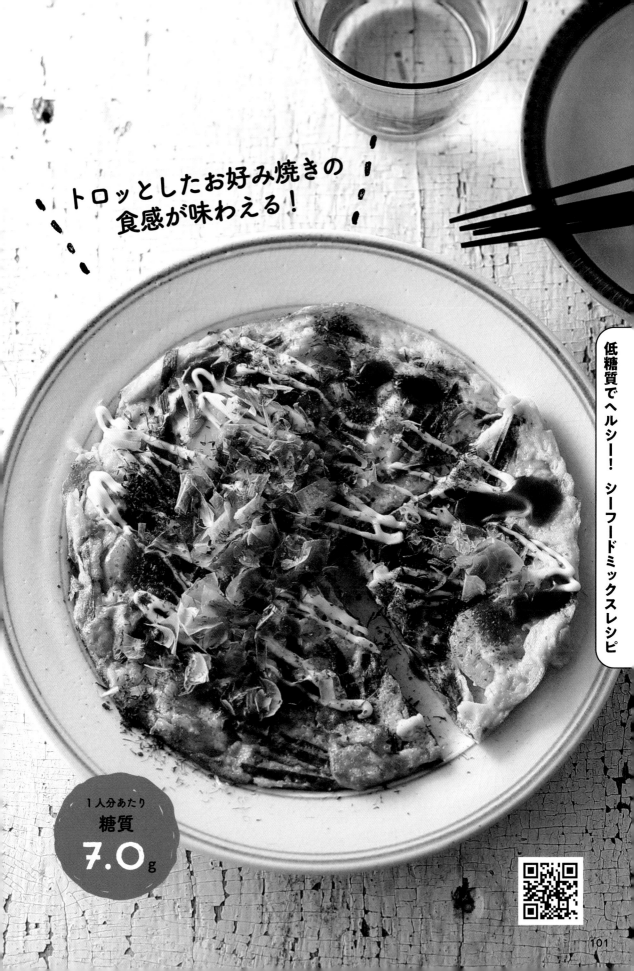

トロッとしたお好み焼きの
食感が味わえる！

低糖質でヘルシー！ シーフードミックスレシピ

1人分あたり
糖質
7.0g

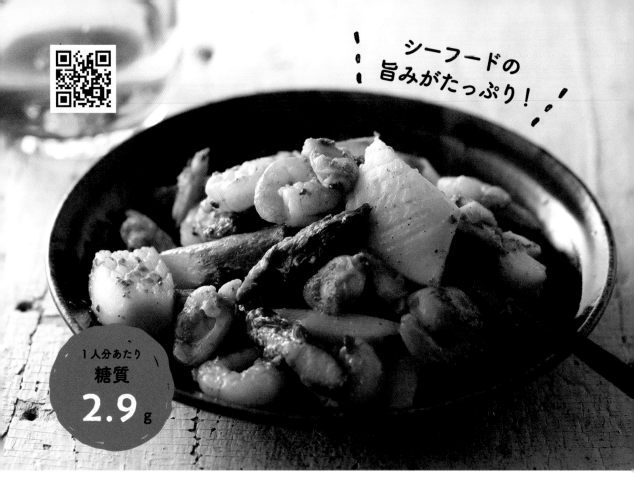

シーフードの
旨みがたっぷり！

1人分あたり
糖質
2.9g

アスパラレモン炒め

主な食品の糖質量

シーフードミックス…2.5g

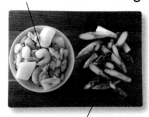

グリーンアスパラガス…2.1g

材料（2人分）

シーフードミックス（冷凍）
　　──190g
グリーンアスパラガス
　　──5本（100g）
オリーブオイル・塩・こしょう
　　──各適量
レモン汁──大さじ1

作り方

1 アスパラガスは根元の皮をピーラーでむき、3㎝幅の斜め切りにする。

2 フライパンにオリーブオイルを中火で熱し、**1**、塩、こしょう各少々を入れてさっと炒める。

3 **2**に解凍したシーフードミックス、塩、こしょう各少々を加え、蓋をして中火で5分ほど蒸し焼きにする。蓋を外して全体を混ぜ、レモン汁を回しかけてさっと絡める。

低糖質POINT

**シーフードミックスは
高たんぱく、低糖質！**

シーフードミックスに入っているえび、いか、貝類は、低糖質・高たんぱく！　旨みたっぷりの優秀食材です。

カリフラワーのシーフードサラダ

主な食品の糖質量

シーフードミックス…3.8g

カリフラワー…4.6g

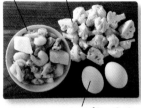

ゆで卵…0.4g

低糖質 POINT

食べ応え満点のモリモリサラダ

歯応えのあるカリフラワーをたっぷりと使って、高たんぱくなシーフードミックスと合わせれば食べ応え満点！

材料 （3人分）

シーフードミックス（冷凍）
——1袋（290g）
カリフラワー ——200g
ゆで卵 ——2個
A｜
　｜マヨネーズ ——大さじ4
　｜レモン汁 ——大さじ1
　｜塩・粗びき黒こしょう
　｜——各少々
ベビーリーフ・パセリ
——各適量

作り方

1 鍋に湯を沸かし、凍ったままのシーフードミックスを5分ほどゆで、ザルに上げて水で洗う。カリフラワーは小房に分け、食べやすい大きさに切り、沸騰した湯で3〜4分ゆでたらザルに上げる。ゆで卵は細かく刻む。

2 ボウルに**1**、**A**を入れて全体を混ぜ合わせ、ラップをして冷蔵庫で1時間以上冷やす。

3 器にベビーリーフを敷き、**2**を盛り、パセリをふる。

低糖質でヘルシー！ シーフードミックスレシピ

食べ応え満点の
マイルドサラダ

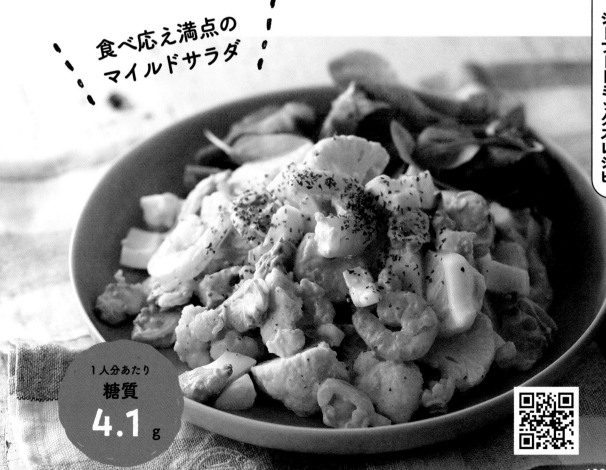

1人分あたり
糖質
4.1g

オートミールで低糖質 朝ごはん

GI値が低く、食物繊維が豊富、そして鉄やカルシウムもとれる近年大注目の食品。
ごはんの代わりに使えるので、しっかりとした食べ応えで大満足の朝食に！

パラパラな食感に
おどろきの一品！

オートミールチャーハン

オートミール
（インスタントオーツ）
…29.9g

長ねぎ
（青い部分）
…0.3g

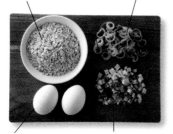

卵…0.4g　　チャーシュー …2.0g

材料 （1人分）

卵——2個

チャーシュー——40g

長ねぎ（青い部分）——適量

オートミール（インスタントオーツ）——50g

水——60㎖

ごま油——適量

A | 鶏がらスープの素——小さじ1/2
　| うま味調味料・すりおろしにんにく——各少々
　| 塩・こしょう——各適量

濃口しょうゆ——小さじ1/2

塩・こしょう——各適量

紅しょうが——適量

作り方

1 ボウルに卵を割り入れ、溶きほぐす。チャーシューは5㎜角に切る。

2 フライパンにオートミール、水を入れ、弱めの中火で炒める。かたまりになってきたら軽くほぐし、一度取り出す。

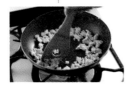

オートミールと水を加えてふやかしながら、水分を飛ばしてほぐすのがコツ

3 フライパンにごま油を中〜強火で熱し、1の溶き卵、2を戻し入れ、オートミールを細かくほぐしながら卵に絡める。Aを加え、さらに細かくなるように混ぜ合わせたら、チャーシュー、長ねぎを加えて混ぜ合わせる。濃口しょうゆを加え、塩、こしょうで味をととのえる。

4 器に盛り、紅しょうがを添える。

1人分あたり
糖質
34.3g

低糖質 POINT

オートミールは
ごはんの代わりに最適！

食物繊維が豊富で、ごはんより少量で1食分になります。また、炊く必要がないので、すぐに使えるのも◎。

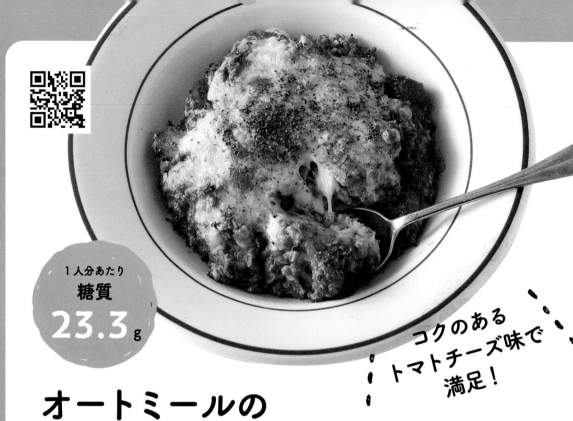

1人分あたり
糖質
23.3g

コクのある
トマトチーズ味で
満足！

オートミールの
トマトチーズリゾット風

主な食品の糖質量

オートミール
（インスタントオーツ）
…35.8g

カットトマト缶
…6.2g

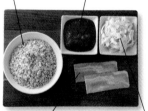

ベーコン
（糖質ゼロ）
…0.0g

ピザ用チーズ
…1.7g

材料 （2人分）

オートミール（インスタント
　オーツ）——60g

カットトマト缶——200g

ベーコン（糖質ゼロ）
　——1/2パック（約30g）

水——100mℓ

A｜顆粒コンソメ——小さじ1
　｜粗びき黒こしょう・すりおろ
　｜しにんにく——各少々

ピザ用チーズ——50g

粗びき黒こしょう——少々

オリーブオイル・パセリ（乾燥）
　——各適量

作り方

1 フライパンにオートミール、カットトマト、食べやすい大きさにちぎったベーコン、水、**A**を入れて中〜強火で加熱し、水けがなくなり、オートミールがもったりするまで炒める。

2 耐熱容器に**1**を入れて平らにならし、ピザ用チーズをのせ、粗びき黒こしょうをふる。250度のオーブントースターで10分加熱する。

3 オリーブオイルをかけ、パセリを散らす。

低糖質POINT

トマトスープと
オートミールの相性は◎

まだオートミールに慣れていない方は、しっかり味のトマトと、もちもち食感をいかせるリゾットがおすすめ！

さば缶のオートミールリゾット

主な食品の糖質量

オートミール
（インスタントオーツ）…17.9g

さば水煮缶…0.1g

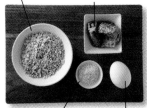

パルメザンチーズ　卵…0.2g
…0.1g

材料（1人分）

オートミール（インスタントオーツ）——30g
さば水煮缶——1/2缶
水——100mℓ

A
| パルメザンチーズ——大さじ1
| さば水煮缶の缶汁——小さじ1
| 鶏がらスープの素——小さじ1/2
| すりおろしにんにく・粗びき黒こしょう——各少々

溶き卵——1個分
塩・こしょう——各適量
粉チーズ・パセリ（乾燥）——各適量

作り方

1 フライパンにオートミール、汁けをきったさば水煮缶、水、Aを入れ、中～強火でさばを食べやすい大きさにほぐしながら炒める。溶き卵を回し入れ、蓋をして弱火で4分加熱する。塩、こしょうで味をととのえる。

2 器に盛り、粉チーズ、パセリをふる。

低糖質POINT

高たんぱく、低糖質で満足感を得られる一品

さば缶だけでは物足りない…。そんなときはごはんの代わりになるオートミールで、主食にアレンジすると◎。

ゴロゴロの
さば缶と卵で
栄養満点

1人分あたり
糖質
19.9 g

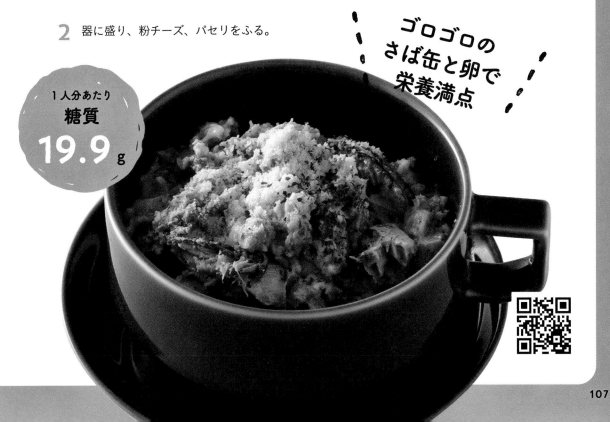

さくいん

肉類・肉加工品

●牛肉

浪花の肉吸い風 …………………………… 57
牛肉とチンゲン菜のオイスターソース炒め ……… 66
牛肉とごぼうのすき焼き風 ………………… 78

●豚肉

高野豆腐の豚バラチーズ巻き ……………… 32
にらの豚バラ巻き …………………………… 50
豚にら玉 ……………………………………… 51
さっぱりゴーヤーチャンプル ……………… 59
ガリバタ豚バラキャベツ …………………… 62
豚バラのスタミナ丼風 ……………………… 70
豚ヒレ肉のチリソース ……………………… 72
豚しゃぶのダイエットサラダ ……………… 82
厚揚げの豚バラ巻き ………………………… 85

●鶏肉

ささみとまいたけのバターポン酢炒め ……… 45
鶏もも肉とキャベツみそマヨガーリック …… 48
名古屋名物手羽先 …………………………… 56
鶏むね肉の甘酢マヨ ………………………… 64
コンソメカツレツ …………………………… 68
やみつきバーベキューチキン ……………… 73
チキンのガーリックトマト煮 ……………… 74
ドリア風グラタン …………………………… 76
ささみのチーズスティックフライ ………… 80
鶏もも肉とまいたけのクリーム煮 ………… 83
手羽元の香味ソースがけ …………………… 84

●ひき肉

半熟卵のカレーチーズグラタン …………… 20
あったかスープ風肉豆腐 …………………… 34
もやしとひき肉のしょうが炒め …………… 41
激うまラザニア ……………………………… 71

●チャーシュー

豆腐チャーハン ……………………………… 30
オートミールチャーハン …………………… 104

●生ハム・ハム

もやしの冷やし中華風 ……………………… 39
生ハムユッケ ………………………………… 86

●ベーコン

ベーコンとほうれん草のバター卵炒め …… 17
高野豆腐のBLTサンド ……………………… 26
やせるグラタン ……………………………… 35
もやしのピカタ ……………………………… 41
ベーコンとキャベツの簡単キッシュ ……… 47
オートミールのトマトチーズリゾット風 ……… 106

魚介類・海藻類・魚介加工品

●かつお節

ツナ缶と小松菜の卵炒め …………………… 16
おつまみ和風チーズ豆腐 …………………… 29
キャベツとツナ缶のお好み焼き風 ………… 46
さっぱりゴーヤチャンプル ………………… 59
にらとシーフードのお好み焼き風 ………… 100

●鮭

石狩鍋風 ……………………………………… 54

●さば缶

さば缶の簡単冷や汁 ………………………… 58
さば缶のキャベツ蒸し ……………………… 94
さば缶大根 …………………………………… 96
さば缶の南蛮酢漬け ………………………… 97
さば缶のオートミールリゾット …………… 107

●シーフードミックス

にらとシーフードのお好み焼き風 ………… 100
アスパラレモン炒め ………………………… 102
カリフラワーのシーフードサラダ ………… 103

●しらす干し

しらすと青じそのさっぱり和え …………… 91

●ツナ缶

ツナ缶と小松菜の卵炒め …………………… 16
ツナ缶ともやしのごまマヨ和え …………… 40
キャベツとツナ缶のお好み焼き風 ………… 46
ツナ缶で無限キャベツ ……………………… 49
ツナ缶とえのきの小鉢 ……………………… 90
ツナとアボカドのわさび和え ……………… 98
ツナ缶で無限ブロッコリー ………………… 99

●焼きのり・刻みのり

豆腐のいそべ焼き …………………………… 33
豚バラのスタミナ丼風 ……………………… 70
レタスのスピードサラダ …………………… 88

●わかめ

豆腐とわかめのダイエットサラダ ………… 36

野菜

●青じそ

さば缶の簡単冷や汁 ………………………… 58
厚揚げの豚バラ巻き ………………………… 85
しらすと青じそのさっぱり和え …………… 91

●貝割れ菜

豆腐とわかめのダイエットサラダ ………… 36

●カリフラワー
カリフラワーのシーフードサラダ ···················103

●キャベツ
キャベツとツナ缶のお好み焼き風 ················· 46
ベーコンとキャベツの簡単キッシュ ················· 47
鶏もも肉とキャベツみそマヨガーリック ········· 48
ツナ缶で無限キャベツ ···································· 49
厚揚げとキャベツの旨みそ炒め ····················· 49
石狩鍋風 ··· 54
名古屋名物手羽先 ·· 56
ガリバタ豚バラキャベツ ································· 62
さば缶のキャベツ蒸し ···································· 94

●きゅうり
もやしの冷やし中華風 ···································· 39
さば缶の簡単冷や汁 ······································· 58
豚しゃぶのダイエットサラダ ·························· 82
生ハムユッケ ··· 86

●グリーンアスパラガス
アスパラレモン炒め ······································102

●ゴーヤ
さっぱりゴーヤチャンプル ····························· 59

●小ねぎ
もやしと卵のとろたまチーズとじ ··················· 14
ふわふわ卵スープ ·· 25
豆腐のしょうがステーキ ································· 28
おつまみ和風チーズ豆腐 ································· 29
高野豆腐の豚バラチーズ巻き ·························· 32
あったかスープ風肉豆腐 ································· 34
もやしのピカタ ··· 41
もやしとひき肉のしょうが炒め ····················· 41
手羽元の香味ソースがけ ································· 84

●ごぼう
牛肉とごぼうのすき焼き風 ····························· 78

●小松菜
ツナ缶と小松菜の卵炒め ································· 16

●しょうが
豆腐のしょうがステーキ ································· 28
もやしとひき肉のしょうが炒め ····················· 41
手羽元の香味ソースがけ ································· 84

●大根
石狩鍋風 ··· 54
さば缶大根 ·· 96

●玉ねぎ
半熟卵のカレーチーズグラタン ····················· 20
厚揚げのトロトロ卵とじ ································· 23
ゴロッと玉ねぎのオープンオムレツ ················ 24

豆腐のしょうがステーキ ································· 28
やせるグラタン ··· 35
激うまラザニア ··· 71
チキンのガーリックトマト煮 ·························· 74
ドリア風グラタン ·· 76
さば缶の南蛮酢漬け ······································· 97

●チンゲン菜
牛肉とチンゲン菜のオイスターソース炒め ········· 66

●トマト・ミニトマト・トマト缶
半熟卵のカレーチーズグラタン ····················· 20
高野豆腐のBLTサンド ··································· 26
もやしの冷やし中華風 ···································· 39
激うまラザニア ··· 71
豚ヒレ肉のチリソース ···································· 72
チキンのガーリックトマト煮 ·························· 74
オートミールのトマトチーズリゾット風 ···········106

●長ねぎ
高野豆腐のとろとろチーズ卵とじ ··················· 19
ふわふわ卵スープ ·· 25
豆腐チャーハン ··· 30
あったかスープ風肉豆腐 ································· 34
しいたけガリマヨみそ焼き ····························· 42
石狩鍋風 ··· 54
浪花の肉吸い風 ··· 57
牛肉とチンゲン菜のオイスターソース炒め ········ 66
豚バラのスタミナ丼風 ···································· 70
豚ヒレ肉のチリソース ···································· 72
しらすと青じそのさっぱり和え ····················· 91
オートミールチャーハン ································· 104

●にら
にらだく豆腐 ··· 37
ラーメン屋で食べたピリ辛もやしナムル ·········· 38
にらとしめじのピリ辛和え ····························· 44
にらの豚バラ巻き ·· 50
豚にら玉 ··· 51
にら玉スープ ··· 52
にらともやしのごまナムル ····························· 53
にらのにんにく漬け ······································· 53
にらとシーフードのお好み焼き風 ··················100

●にんじん
半熟卵のカレーチーズグラタン ····················· 20
厚揚げのトロトロ卵とじ ································· 23
石狩鍋風 ··· 54
さば缶の南蛮酢漬け ······································· 97

●にんにく
ラーメン屋で食べたピリ辛もやしナムル ·········· 38

にらのにんにく漬け……………………… 53
ガリバタ豚バラキャベツ………………… 62
豚バラのスタミナ丼風…………………… 70
激うまラザニア ………………………… 71
豚ヒレ肉のチリソース…………………… 72
チキンのガーリックトマト煮…………… 74

●白菜
激うまラザニア ………………………… 71

●ブロッコリー
ブロッコリーと卵のマヨチーズサラダ ………… 22
ツナ缶で無限ブロッコリー……………… 99

●ホールコーン
ゴロっと玉ねぎのオープンオムレツ………… 24

●ほうれん草
ベーコンとほうれん草のバター卵炒め………… 17

●みょうが
さば缶の簡単冷や汁……………………… 58

●もやし
もやしと卵のとろたまチーズとじ………… 14
ラーメン屋で食べたピリ辛もやしナムル………… 38
もやしの冷やし中華風…………………… 39
ツナ缶ともやしのごまマヨ和え………… 40
もやしのピカタ…………………………… 41
もやしとひき肉のしょうが炒め………… 41
にらともやしのごまナムル……………… 53

●レタス類
高野豆腐のBLTサンド…………………… 26
鶏むね肉の甘酢マヨ……………………… 64
コンソメカツレツ………………………… 68
豚ヒレ肉のチリソース…………………… 72
豚しゃぶのダイエットサラダ…………… 82
手羽元の香味ソースがけ………………… 84
レタスのスピードサラダ………………… 88
カリフラワーのシーフードサラダ………… 103

きのこ類

●えのきだけ
卵とえのきの簡単中華炒め……………… 18
えのきチーズのカリカリせんべい……… 45
ツナ缶とえのきの小鉢…………………… 90

●エリンギ
エリンギのうま煮………………………… 43

●しいたけ
しいたけガリマヨみそ焼き……………… 42

●しめじ
にらとしめじのピリ辛和え……………… 44

牛肉とチンゲン菜のオイスターソース炒め………… 66
チキンのガーリックトマト煮…………… 74
ドリア風グラタン ……………………… 76

●まいたけ
ささみとまいたけのバターポン酢炒め………… 45
鶏もも肉とまいたけのクリーム煮………… 83

こんにゃく
牛肉とごぼうのすき焼き風……………… 78

卵
もやしと卵のとろたまチーズとじ………… 14
ツナ缶と小松菜の卵炒め………………… 16
ベーコンとほうれん草のバター卵炒め………… 17
卵とえのきの簡単中華炒め……………… 18
高野豆腐のとろとろチーズ卵とじ………… 19
半熟卵のカレーチーズグラタン………… 20
ブロッコリーと卵のマヨチーズサラダ………… 22
厚揚げのトロトロ卵とじ………………… 23
ゴロっと玉ねぎのオープンオムレツ………… 24
ふわふわ卵スープ ……………………… 25
豆腐チャーハン ………………………… 30
もやしの冷やし中華風…………………… 39
もやしのピカタ ………………………… 41
キャベツとツナ缶のお好み焼き風………… 46
ベーコンとキャベツの簡単キッシュ………… 47
豚にら玉 ………………………………… 51
にら玉スープ …………………………… 52
さっぱりゴーヤチャンプル……………… 59
豚バラのスタミナ丼風…………………… 70
生ハムユッケ …………………………… 86
にらとシーフードのお好み焼き風………… 100
カリフラワーのシーフードサラダ………… 103
オートミールチャーハン ……………… 104
さば缶のオートミールリゾット………… 107

乳製品

●粉チーズ・パルメザンチーズ
ブロッコリーと卵のマヨチーズサラダ ………… 22
ささみのチーズスティックフライ………… 80
さば缶のオートミールリゾット………… 107

●スライスチーズ
おつまみ和風チーズ豆腐………………… 29
高野豆腐の豚バラチーズ巻き…………… 32

●ピザ用チーズ
もやしと卵のとろたまチーズとじ………… 14

高野豆腐のとろとろチーズ卵とじ ……………… 19
半熟卵のカレーチーズグラタン ………………… 20
ゴロッと玉ねぎのオープンオムレツ …………… 24
やせるグラタン ……………………………………… 35
もやしのピカタ ……………………………………… 41
えのきチーズのカリカリせんべい ……………… 45
ベーコンとキャベツの簡単キッシュ ………… 47
激うまラザニア ……………………………………… 71
ドリア風グラタン …………………………………… 76
鶏もも肉とまいたけのクリーム煮 ……………… 83
とろとろチーズ豆腐 ………………………………… 89
オートミールのトマトチーズリゾット風 ………106

●生クリーム
ベーコンとキャベツの簡単キッシュ ………… 47
鶏もも肉とまいたけのクリーム煮 ……………… 83

豆加工品

●厚揚げ
厚揚げのトロトロ卵とじ ………………………… 23
厚揚げとキャベツの旨みそ炒め ………………… 49
厚揚げの豚バラ巻き ………………………………… 85

●おからパウダー
ささみのチーズスティックフライ ……………… 80

●高野豆腐
高野豆腐のとろとろチーズ卵とじ ……………… 19
高野豆腐のBLTサンド ……………………………… 26
高野豆腐の豚バラチーズ巻き …………………… 32
やせるグラタン ……………………………………… 35

●豆乳
やせるグラタン ……………………………………… 35
ドリア風グラタン …………………………………… 76
とろとろチーズ豆腐 ………………………………… 89

●豆腐
豆腐のしょうがステーキ …………………………… 28
おつまみ和風チーズ豆腐 …………………………… 29
豆腐チャーハン ……………………………………… 30
豆腐のいそべ焼き …………………………………… 33
あったかスープ風肉豆腐 …………………………… 34
豆腐とわかめのダイエットサラダ ……………… 36
にらだく豆腐 ………………………………………… 37
石狩鍋風 ……………………………………………… 54
浪花の肉吸い風 ……………………………………… 57
さば缶の簡単冷や汁 ………………………………… 58
さっぱりゴーヤチャンプル ……………………… 59
ドリア風グラタン …………………………………… 76
とろとろチーズ豆腐 ………………………………… 89

果実類・果実加工品

●アボカド
ツナとアボカドのわさび和え …………………… 98

●レモン・レモン汁
名古屋名物手羽先 …………………………………… 56
アスパラレモン炒め ………………………………… 102
カリフラワーのシーフードサラダ ……………… 103

種実類

●ごま
豆腐とわかめのダイエットサラダ ……………… 36
にらだく豆腐 ………………………………………… 37
ラーメン屋で食べたピリ辛もやしナムル ……… 38
もやしの冷やし中華風 ……………………………… 39
ツナ缶ともやしのごまマヨ和え ………………… 40
にらとしめじのピリ辛和え ……………………… 44
ツナ缶で無限キャベツ ……………………………… 49
にらの豚バラ巻き …………………………………… 50
にらともやしのごまナムル ……………………… 53
さば缶の簡単冷や汁 ………………………………… 58
豚しゃぶのダイエットサラダ …………………… 82
厚揚げの豚バラ巻き ………………………………… 85
生ハムユッケ ………………………………………… 86
レタスのスピードサラダ …………………………… 88
とろとろチーズ豆腐 ………………………………… 89
しらすと青じそのさっぱり和え ………………… 91
さば缶のキャベツ蒸し ……………………………… 94
ツナとアボカドのわさび和え …………………… 98

漬け物類

●梅干し
さっぱりゴーヤチャンプル ……………………… 59

●紅しょうが
豆腐チャーハン ……………………………………… 30
オートミールチャーハン …………………………104

主食・粉類

●オートミール
オートミールチャーハン …………………………104
オートミールのトマトチーズリゾット風 ………106
さば缶のオートミールリゾット ………………… 107

●オオバコ粉
にらとシーフードのお好み焼き風 ………………100

●パン粉
コンソメカツレツ …………………………………… 68

masa（まさ）

2015年、大学院在学中に「1型糖尿病」を発症。安定しない体調で挫折を経験するが、病気と向き合うために模索し、「糖質OFFアドバイザー」、「上級食育アドバイザー」などの資格を取得。現在YouTubeチャンネル「1型糖尿病masaの低糖質な日常」にて、糖質制限やダイエットに最適な低糖質レシピの紹介や、ブログを通じて情報を発信している。座右の銘は「いつも誰かのお陰様☆」。

誰でもカンタン！
低糖質でも大満足レシピ

2023 年 4 月 30 日　初版第 1 刷発行

著者	masa
発行者	角竹輝紀
発行所	株式会社マイナビ出版

〒 101-0003 東京都千代田区一ツ橋 2-6-3　一ツ橋ビル 2F
TEL：0480-38-6872（注文専用ダイヤル）
TEL：03-3556-2731（販売部）
TEL：03-3556-2735（編集部）
MAIL:pc-books@mynavi.jp
URL:https://book.mynavi.jp

STAFF

デザイン　岡 睦、更科絵美（mocha design）
撮影　松島均
スタイリスト　木村遥
栄養計算　藤井沙恵
編集　丸山みき、樫村悠香（SORA 企画）
編集アシスタント　秋武絵美子、永野廣美（SORA 企画）
企画・編集　島田修二（マイナビ出版）
印刷・製本　中央精版印刷株式会社